AF238037

SEXO

Título original: *Sex*

Traducción: Irma Pérez González
Diseño: Isobel Platt
Ilustraciones: Bárbara Malagoli

© 2025, Octopus Publishing Group Ltd

Publicado originalmente en Gran Bretaña en 2025 por Godsfield,
un sello de Octopus Publishing Group Ltd.,
Carmelite House, 50 Victoria Embankment, Londres EC4Y 0DZ

Publicado por acuerdo con Octopus Publishing Group Ltd.,

De la presente edición en castellano:
© Distribuciones Alfaomega, Neo Person, 2024
  Alquimia, 6 - 28933 Móstoles (Madrid) - España
  Tel.: 91 617 08 67
  www.grupogaia.es - E-mail: grupogaia@grupogaia.es

Primera edición: mayo de 2025

Depósito legal: M-26.334-2024
I.S.B.N.: 978-84-19509-40-6

Impreso en China

Ali Paul

SEXO

Todo lo que necesitas saber sobre el juego y el placer

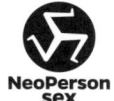

**NeoPerson
sex**

penetración profunda • jugar con los sentidos • el oído • la vista • ¿luz encendida o apagada? • vendarse los ojos • el olfato • el gusto • el sexo y la comida • prácticas sexuales con comida (*food play*)

79. LOS ORGASMOS

Cómo hacer que dure • la felicidad tántrica y el control del orgasmo • consejos tántricos para ralentizar el sexo con penetración • si tienes pene • respira • incrementar la velocidad • correrse a la vez • consejos para los orgasmos femeninos • la estimulación clitoriana • el *squirting* y la eyaculación femenina • los orgasmos cervicales • una y otra vez • la eyaculación precoz • la técnica de parada y arraque y la técnica del apretón para retrasar la eyaculación

97. LA VARIEDAD

Más allá del dormitorio • el sexo bajo el agua • cosas que puedes hacer en la ducha • cosas que puedes hacer en la bañera • a todo gas • posturas para echar un polvo rápido • hora de jugar • juegos divertidos que puedes probar • las fantasías • los juegos de rol • las fantasías y las relaciones • la caja de los juguetes • buenas vibraciones • recomendaciones y consejos para utilizar juguetes • los *kinks* y los fetiches • un espacio seguro • otras ideas • llevar el sexo al límite y los peligros de los extremos • el bdsm • la disciplina, la humillación y la degradación en el sexo • la sumisión y la dominación • sin presión • el *bondage* • antes de atar a tu pareja • cómo atar a tu pareja • placer y dolor • el sexo con impacto • sexo atrevido vs. sexo con dinámicas de poder • juegos con la temperatura • juegos de respiración • seguridad • el sexo en grupo • mirar • eventos, clubs y fiestas • los grupos y las relaciones

INTRODUCCIÓN

¿Todo listo para explorar tu sexualidad, dejar atrás tus inhibiciones y descubrir qué es lo que más os gusta a ti y a tu pareja?

En ocasiones, tanto el ritmo frenético de la vida como las concepciones falsas y distorsionadas del sexo —y también de lo erótico— hacen que nos cueste recordar que lo primordial a la hora de mantener relaciones sexuales es disfrutar.

¿Te llevas a la cama la ansiedad y el estrés de tu día a día o incluso los pensamientos negativos acerca de ti? ¿Es posible que nunca te hayas visto capaz de descubrir qué es lo que te pone (y ya no digamos comunicárselo a tu pareja)? ¿Llevas mucho tiempo en una relación estable y no quieres que la magia se pierda? Si tu vida sexual ha acabado cayendo en la rutina, aquí encontrarás un montón de ideas para recuperar la pasión, además de muchos trucos para redescubrir tu sensualidad y las ganas de pasártelo bien, y también las de la persona —o personas— con la que estés.

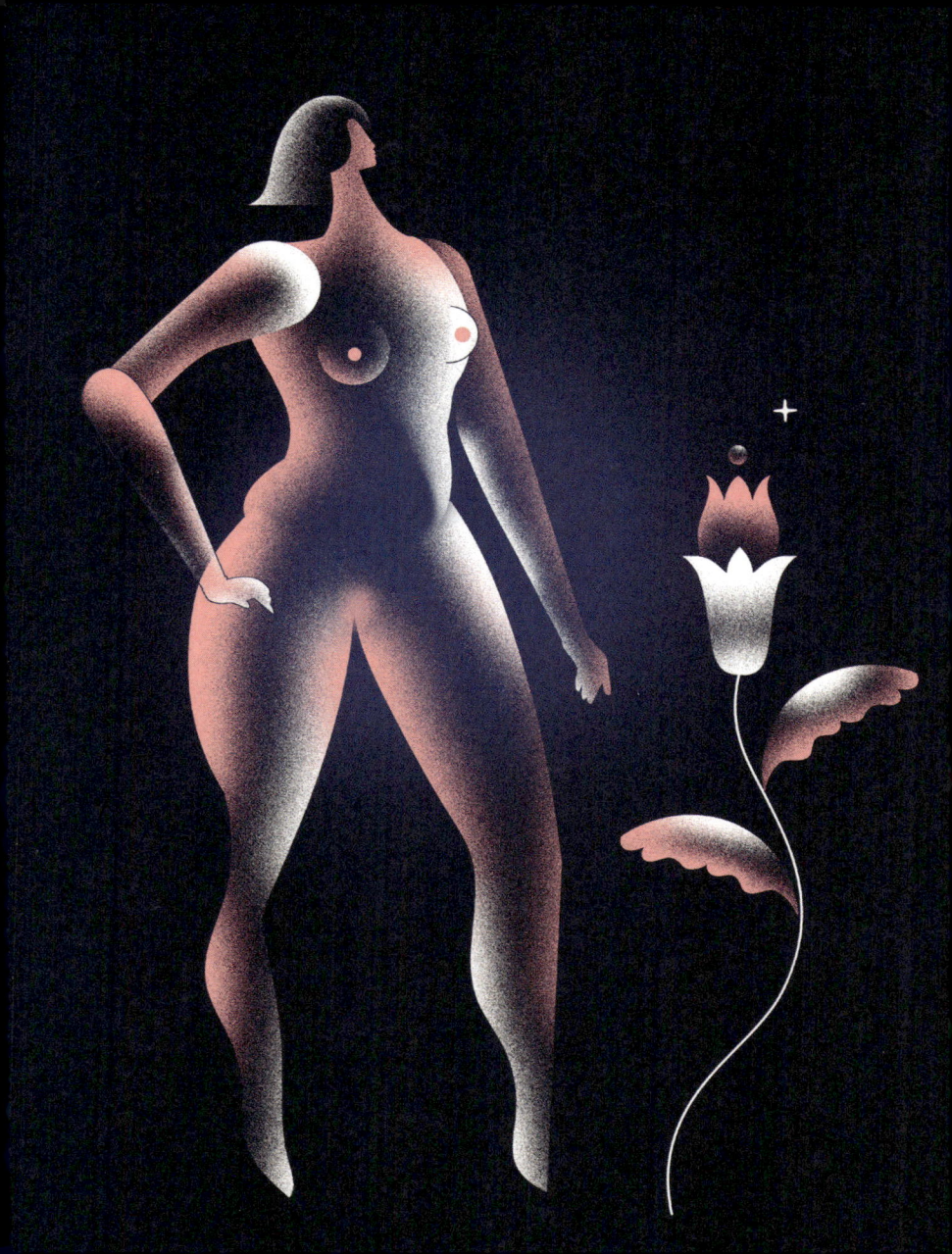

¿QUÉ ES EL SEXO?

Tradicionalmente, se consideraba que los preliminares eran toda forma de excitación que se practicase antes del sexo con penetración y, de modo más específico, del consumado por la introducción de un pene en una vagina: los besos, los lametones, los toqueteos..., es decir, cualquier acto que sirviese de preámbulo al «espectáculo principal» o, lo que es lo mismo, la vía rápida y directa al orgasmo, sin rodeos. No obstante, esta concepción coloca al sexo con penetración en un pedestal que, por lo general, no le corresponde y no siempre merece.

En primer lugar, el sexo no tiene ni por qué conllevar penetración. El coito sin penetración es una práctica muy habitual con la que se obtiene tanto placer como con las relaciones en las que sí se produce. En segundo lugar, el sexo con penetración no te garantiza que vayas a experimentar los orgasmos más intensos; pregúntaselo a cualquiera que haya llegado al clímax a través de la estimulación del clítoris o de los pezones. Y, en tercer lugar, no hace falta una persona con pene y otra con vagina para tener relaciones sexuales, ya sea con penetración o de cualquier otro tipo.

En este sentido, ayuda mucho pensar que lo que se denomina de forma convencional «preliminares» es cualquier cosa que lleve tanto el cuerpo como la mente a un estado de excitación más intenso; no tiene que preceder a nada: es un juego para pasárselo bien, sin más.

La masturbación, los preliminares, el coito sin penetración y con penetración son formas de sexo, y el sexo es un juego, un disfrute. Es la exploración placentera de los cuerpos (en su totalidad, no solo de los genitales), la cual, además, permite alcanzar un estado de sensación y de excitación plenas.

Este libro va dirigido a todo el mundo, sin importar el género, la sexualidad o cómo se identifique cada persona. A lo largo de las páginas verás que hacemos constantemente mención a «tu pareja», aunque podrías estar con dos personas y no con una sola. No obstante, utilizamos este término en singular para evitar el exceso de desdoblamientos del plural en toda la obra. Y, por supuesto, si has venido a disfrutar en solitario, este libro también es para ti: el sexo no tiene por qué involucrar a nadie más. Demasiado a menudo tachamos la masturbación de «alivio» o la reducimos al acto de «machacárnosla» o «hacernos una paja» rápida, cuando podríamos dedicarnos a esta práctica con calma y alcanzar nuevas cotas de placer.

PLACER, NO POSTURAS

Este libro se centra exclusivamente en el placer y en cómo sacarle todo el jugo al sexo. De vez en cuando verás que sugerimos una serie de posturas que podrían serte útiles si quieres probar algo por primera vez, pero no te vamos a ofrecer listas con nuestras posiciones favoritas porque cada persona, y cada cuerpo, es diferente.

No te agobies ni te fuerces a practicar posturas tan incómodas que te impidan sentir placer alguno; recuerda que sufrir tirones no tiene nada de erótico. ¿Por qué te vas a comer la cabeza con que pesas demasiado para ponerte encima de tu pareja, que es más ligera, cuando podrías inclinarte sobre ella sin más? No te obligues a probar la penetración profunda si te va a hacer daño o a ocasionar molestias. Si estáis como sardinas en el cubículo de un baño público, tal vez no sea el mejor momento para hacer acrobacias... Ya sabes a qué nos referimos.

Si quieres ampliar tu repertorio puedes encontrar muchísima información por ahí; sin embargo, ante todo, tienes que pensar siempre en tu cuerpo y en el de tu pareja, y en sus límites: el placer es lo primero.

SEXO Y PROTECCIÓN

El objetivo de este libro es ofrecer consejos, recomendaciones
y técnicas que no entrañen riesgos y que resulten seguros, sin
importar el tipo de relación que tenga la persona que lo lea: estable
y amorosa, espontánea y anónima, una aventura de una noche
o cualquier otra opción. Eso sí, sea cual sea la naturaleza del
encuentro, el consentimiento y el bienestar físico y emocional de
todas las partes implicadas es innegociable.

Los consejos y las ideas que aparecen aquí deben tomarse solo como inspiración y bajo ningún concepto como prácticas «normales», necesarias o esperables en cualquier tipo de relación. Para que el sexo sea positivo, sano y satisfactorio es imprescindible que haya confianza mutua, respeto y aprecio por los sentimientos, los cuerpos y los límites de la otra persona.

Si te puede la incomodidad o te sientes vulnerable mientras mantienes relaciones sexuales, para. Bajo ninguna circunstancia deberías sentir presión por probar algo con lo que no estás de acuerdo ni dejar que una persona o un grupo te convenza de lo contrario.

Aunque las «palabras de seguridad» suelen asociarse a prácticas sexuales menos convencionales o basadas en las dinámicas de poder, lo cierto es que están a disposición de todo el mundo, en cualquier contexto. Establecer palabras de seguridad cuando vayas a practicar sexo con otra persona o personas te permite marcar límites claros y comunicar cuándo quieres parar. Si vas a probar juegos más arriesgados, no elijas términos como «para» o «no», ya que en este tipo de actos sus participantes acceden a representar fantasías de sexo sin consentimiento y es posible que no te entiendan.

! Dicho lo anterior, en todas las demás circunstancias, «no» y «para» significan «no» y «para».

! Jamás presiones a otra persona para que participe en una actividad que la haga sentir incómoda, ya sea a nivel físico o emocional. Si estás pensando en tomar parte o en dar tu consentimiento para participar en una práctica de la que no tienes mucha idea, busca siempre asesoramiento o información de diferentes fuentes fiables que consideren y primen la seguridad, la diversidad y la inclusión. Una vez que lo hayas hecho, tómate tu tiempo para ponderar esos consejos y esa información y todo lo que ello implica para ti.

! Si tú o alguien conocido os encontráis en una situación de riesgo, vulnerabilidad o peligro, buscad ayuda de inmediato.

LOS PRESERVATIVOS

SEGUROS Y SEXIS

Tanto si eres una persona inquieta, sin ataduras y a la que le gusta vivir aventuras en el ámbito sexual, como si simplemente estás empezando una relación, te vendrán de perlas estos consejos que te ofrecemos para que disfrutes al máximo de la parte divertida y erótica de los preservativos.

Los condones tienen una eficacia del 98 por ciento en lo que a protección anticonceptiva respecta y reducen un 85 por ciento el riesgo de contraer infecciones de transmisión sexual, si bien no a todo el mundo le gustan. Entre las pegas más habituales que suele argüir la gente encontramos las siguientes: son incómodos, atenúan las sensaciones o, básicamente, es un palo tremendo tener que pausar la diversión para ponerse uno.

¿Látex o poliuretano?

Los preservativos de látex deben utilizarse con lubricantes a base de agua, como el gel K-Y, ya que los aceites pueden estropear el material. Si tienes alergia al látex o si notas que te provoca una sensación de quemazón, prueba los condones de poliuretano, que suelen ser más resistentes y pueden usarse sin peligro con la gran mayoría de los lubricantes, incluidos los aceites.

LAS BARRERAS BUCALES

Las barreras bucales, o, en inglés, *dental dams*, son un tipo de protección diseñada específicamente para practicar sexo oral. Suelen estar hechas de látex y, al contrario de lo que su nombre sugiere, no se ponen en la boca, sino que se utilizan para cubrir la vulva, la vagina o el ano, y así formar una barrera que separa la cavidad bucal de la zona en cuestión. Su función es proteger de las ITS, aunque solo son efectivas si se usan bien; no te olvides, por tanto, de leer las instrucciones a conciencia.

CÓMO DISFRUTAR
DE LOS PRESERVATIVOS

- Prueba con diferentes marcas y utiliza lubricantes adecuados en cantidades generosas.

- Compra condones especiales. Busca diferentes opciones, tanto en los *sex shops* como en las tiendas *online* especializadas. Prueba preservativos de colores o de sabores (aunque es mejor que no uses estos últimos si tienes tendencia a contraer candidiasis).

- Los preservativos con estrías, salientes o bultos están diseñados para estimular las paredes vaginales y anales, y pueden excitar los puntos G.

- No olvides que, si bien la sensación de practicar sexo con condón tal vez no sea la misma que la experimentada al hacerlo a pelo, siempre puedes recurrir a otras formas de estimulación, tanto para ti como para tu pareja.

- Que no os dé bajona tener que parar para poneros un condón; haz que eso sea parte del juego sexual. Observa a tu pareja mientras se lo pone o pónselo tú directamente; prueba a masajear una gotita de lubricante en la punta del pene o acarícialo antes con el dedo; también puedes hacer que el acto de desenrollar el preservativo sea parte de la masturbación... Recuerda que, para estirar el condón, puedes valerte de los labios, no únicamente de los dedos. Anímate a ponerle a tu pareja un condón solo con la boca (¡nada de dientes!).

! Si vas a introducir en la vagina un juguete o un pene que ya haya penetrado el ano, tira el condón y usa uno nuevo.

EL PORNO

El porno es un tema delicado, ya que son muchos los debates que suscita: si tiene efectos en la salud y el bienestar de los participantes, si afecta de forma terrible al desarrollo emocional y a las relaciones, si perjudica nuestra autoestima o si normaliza la degradación o la cosificación...

No existe una respuesta correcta, por lo que, si no lo tienes claro, te recomendamos que te informes bien, explores diferentes puntos de vista y valores con calma si el porno sería tu rollo. Aunque se trate de una práctica habitual, de ahí a afirmar que consumirlo es lo «normal» hay un trecho, así que, tanto si te apetece como si no, recuerda que no hay nada anómalo en ti y que nadie debería hacerte creer lo contrario.

QUE SEA ÉTICO

Hasta hace relativamente poco, la mayoría de las pelis porno estaban hechas por hombres heterosexuales para hombres heterosexuales; se daba por sentado que a las mujeres no les ponía ver vídeos de gente practicando sexo, y el porno homosexual, transexual o cualquier tipo de alternativa *queer* era básicamente un subgénero marginal. Hoy en día, el contenido de las principales páginas porno es cada vez mayor, más variado, y refleja de forma más acertada nuestra sociedad, así como actitudes más positivas ante el cuerpo y el sexo.

Se considera «porno ético» al tipo de contenido que se lleva a cabo de forma justa (todo el mundo recibe dinero por su trabajo) y con el consentimiento pleno de cada una de las partes (no solo de los actores y actrices, sino también de los distintos participantes del rodaje); que garantiza la seguridad de todas las personas, y que plasma un tipo de sexo y unos cuerpos reales.

Vale, sí, se trata más bien de una generalización, pero lo cierto es que, desde los 90, lo habitual era que el porno tradicional presentara a una mujer esbelta, de tetas firmes y sin vello púbico, que fingía un orgasmo mientras una o varias pollas descomunales la taladraban, la atravesaban o le tensaban y estiraban el cuerpo. En el porno ético, en cambio, es más frecuente que veamos diversos tipos de cuerpo, personas de todos los géneros experimentando un placer genuino; el vello púbico o corporal puede estar presente o no; las tetas, las vulvas, los penes y los anos son de diferentes colores, tamaños y formas, y todos chorrean, escupen y salpican sus fluidos correspondientes.

El panorama está cambiando a pasos agigantados, pero, si no tienes claro por dónde empezar, es mejor que busques «porno ético» de forma específica.

EL PORNO COMO INSPIRACIÓN

Gran parte del porno *mainstream* sigue teniendo como motivo principal la degradación o la deshumanización de las mujeres —por lo general— y, hasta hace nada, resultaba imposible discernir si había consentimiento o si, por el contrario, se trataba de prácticas coercitivas y abusivas. Cada vez son más las páginas porno —incluidas las más populares— que, al principio y al final de todo contenido que muestre actos degradantes o abusivos, incorporan entrevistas con las mujeres protagonistas —por lo general—, quienes dan de forma clara su consentimiento y luego describen el placer que han experimentado.

Recuerda que muchas de las prácticas más degradantes o extremas, como la sumisión, las *gang bangs* o el *fisting*, han llegado al público general a través del porno y, si bien no cabe duda de que para algunas personas son disfrutables, siguen presentando una carga muy misógina. TODAS las prácticas sexuales deben tener siempre como objetivo ofrecer placer y satisfacción a TODAS las partes implicadas.

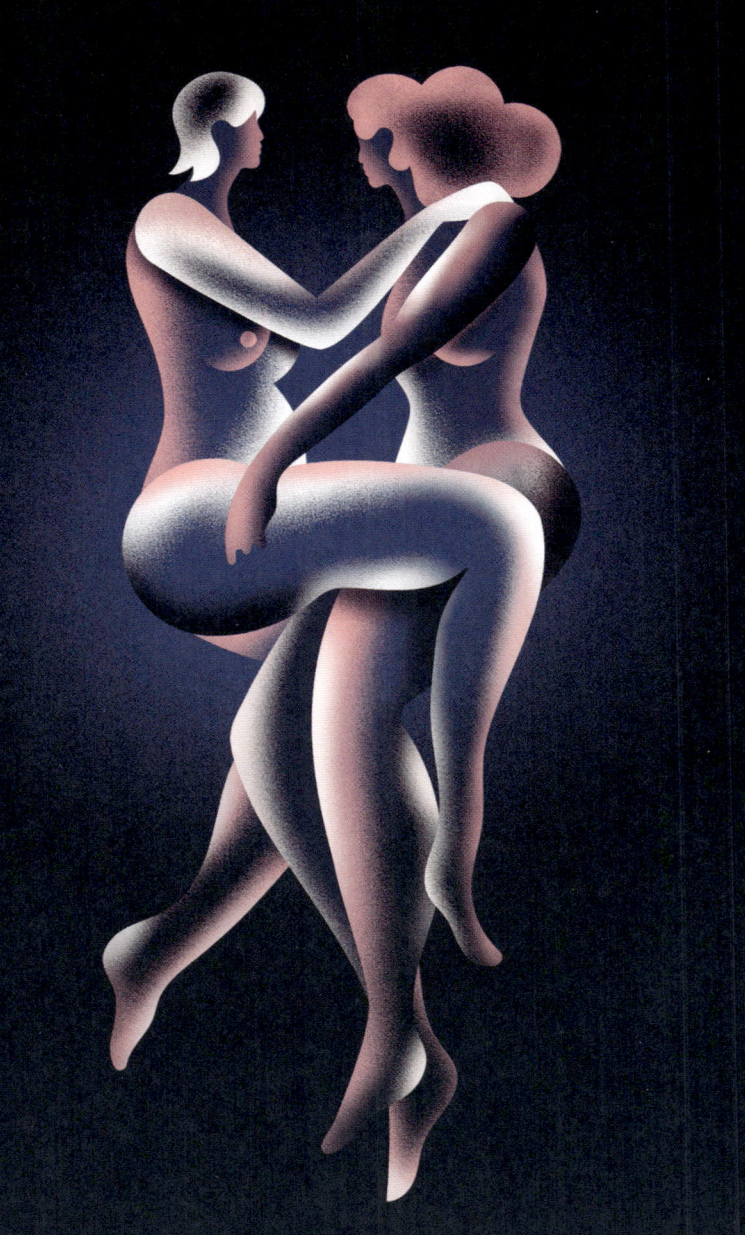

ANTES DE EMPEZAR

LA POSITIVIDAD CORPORAL Y LA NEUTRALIDAD CORPORAL

La positividad corporal, o la actitud positiva ante el físico, también conocida por su expresión en inglés *body positivity*, consiste en querer y admirar el propio cuerpo, o partes de este, de manera incondicional y sin importar su forma, tamaño, color o infinidad de atributos.

En cambio, la neutralidad ante el físico, llamada neutralidad corporal o *body neutrality*, no consiste tanto en amar tu cuerpo, sino más bien en aceptarlo y apreciarlo por su función, no por su forma. Por lo tanto, en lugar de afirmar: «Adoro mis piernas, pues son bellísimas», dirías algo más del estilo: «Tengo unas piernas fuertes que me sostienen cuando corro».

Aunque las personas que se adscriben a un movimiento o al otro no dejan por ello de tener inseguridades, complejos y pensamientos negativos acerca de ciertas partes de su cuerpo, por lo general, consiguen compensar esa situación con una actitud positiva o neutral ante el físico. La angustia que nos inspira nuestro cuerpo puede causar estragos en nuestro ánimo, nuestra atención y nuestros sentidos, y puede hacer que nos resulte mucho más complicado dejar atrás las inhibiciones cuando mantenemos relaciones sexuales.

Si detestas ese michelín que tienes en la barriga y solo piensas en ocultarlo, lo que harás será limitarte a adoptar posturas sexuales «favorecedoras», en lugar de probar otras que podrían abrirte los ojos y los puntos G, C, P y A a nuevos placeres; contraerás los músculos y tensarás tu cuerpo de tal forma que atenuarás lo que siente la otra persona y no podrás dejar de darle vueltas a ese pensamiento negativo, en vez de centrarte en tu placer o en el de tu pareja.

Al aprender a aceptar y a amar tu cuerpo, tendrás la confianza suficiente, tanto física como emocional, para abandonarte, disfrutar del sexo y experimentar placer de formas totalmente nuevas. Si te preocupa no cumplir con el ideal de belleza, plantéate familiarizarte con las ideas asociadas a los movimientos que acabamos de abordar; deja de visitar cuentas de redes sociales que muestran un único modelo de cuerpo, y dedícate a buscar diferentes voces y representaciones. Haz lo que mejor te parezca, pero no odies tu cuerpo.

Si has mantenido relaciones sexuales con más de una persona, reconocerás que sería muy raro que todas ellas tuvieran exactamente el mismo tipo de cuerpo, el pene con la misma forma o los mismos pliegues en los labios vaginales, el mismo olor, el ano del mismo color o el mismo tipo de vello corporal justo en el mismo lugar. Pero ¿a que todas esas personas te parecieron atractivas? Bueno, pues ya sabes, aplícate el cuento.

EL SEXO
COMO ALGO POSITIVO

A grandes rasgos, la positividad sexual o la actitud positiva
ante el sexo, también conocida por su expresión en inglés *sex
positivity*, consiste en todo aquello que promueve su disfrute,
independientemente del género, el sexo, la sexualidad, la medicina
o las normas culturales opresivas.

Los primeros en defender el sexo como algo positivo fueron los movimientos feministas de los años 1960-1980, aunque dicha defensa ha acabado por convertirse en una corriente en la que tienen cabida todos los sexos, géneros e identidades.

Esta postura aboga principalmente por explorar el sexo, la sexualidad, el género y todo lo que te excite; es decir, en mandar a la porra todos los tabús anticuados, heteronormativos y tóxicos. En definitiva, consiste en echar abajo esos criterios que suelen ser misóginos, patriarcales u opresivos y dejar que la gente explore sus cuerpos y los de otras personas sin avergonzarse.

¿Que tienes vagina y quieres saber qué se siente al introducir un «pene» en tu pareja masculina? Pues hazlo. ¿Que tienes pene, solo has penetrado vaginas y quieres saber cómo es que te penetren a ti? A por ello. ¿Que quieres observar a otros mientras lamen, chupan y penetran a alguien más? Adelante.

Y disfrútalo todo; en eso consiste tener una actitud positiva ante el sexo.

CÓMO PREPARARTE
PARA EL SEXO

Hay personas a las que mantener relaciones sexuales o hacer el amor les parece coser y cantar; en cambio, a otras les cuesta darlo todo en un contexto sexual si no se sienten totalmente seguras.

Si deseas crear un lugar seguro a nivel emocional para tu pareja, donde esta pueda abandonarse y expresar su sexualidad sin inhibiciones, debes tener muy claro que el sexo empieza mucho antes de llegar al dormitorio: está en la forma en la que os habláis, os miráis y os tocáis. Con todo, esto no implica la necesidad de adoptar una actitud evidentemente sexual, sino la de expresar afecto, aprecio y (si se trata de una relación seria) amor.

HABLAD

Si quieres disfrutar de unas relaciones sexuales increíbles, recuerda que la **comunicación** es esencial. Poder hablar de sexo es crucial, ya sea para descubrir lo que le gusta a tu pareja, para excitaros, para establecer límites o para expresar y disipar vuestros miedos y preocupaciones.

Como escribió Isabel Allende: «Para las mujeres, el mejor afrodisíaco son las palabras. El punto G está en los oídos, y el que busque más abajo está perdiendo el tiempo». Aunque en esta cita la autora se refiere específicamente a las mujeres, es una afirmación que se podría aplicar a un gran número de personas, sin importar cómo se identifiquen.

DÍSELO AL OÍDO

- **Mira a tu pareja a los ojos** y hazle algún **cumplido**. Que sea algo específico: una peca en concreto, cómo le brillan los ojos, esa forma que tiene de separar los labios.
- **Susúrrale al oído:** las orejas son una zona erógena que es posible estimular mediante el sonido y el aliento. Lámele los lóbulos mientras le susurras.
- **Pregúntale:** ¿qué le gusta?, ¿qué le apetece?, ¿qué quiere que le hagas?
- **Dile guarradas:** crea expectación, tanto si os estáis viendo en persona como si estáis sexteando; dile lo que quieres que te haga, explícale lo que quieres hacerle tú. Si ya has tenido relaciones sexuales con esa persona, cuéntale qué es lo que más te gustó de la última vez y descríbele lo que va a pasar cuando os volváis a ver.
- **No dejes de hablar** cuando estéis practicando sexo. Dile a tu pareja lo mucho que te gusta lo que está haciendo y lo atractiva que te parece en ese momento. Detalla si estás húmeda, lo dura que la tienes o lo cerca que estás del orgasmo.
- En ciertos idiomas es habitual utilizar palabras sexuales como insultos o para expresar enfado. Sin embargo, en otras culturas —podríamos decir que menos reprimidas— este tipo de términos se reservan exclusivamente para un contexto sexual. A algunas personas nos choca utilizar palabras que, por lo general, consideramos obscenidades para expresar placer; aun así, **prueba a utilizar estas palabras con su significado original** y siente su poder erótico: no te cortes y di «follar», utiliza «polla» o «verga» para referirte al pene, o llámale «coño» o «chocho» a tu vulva.

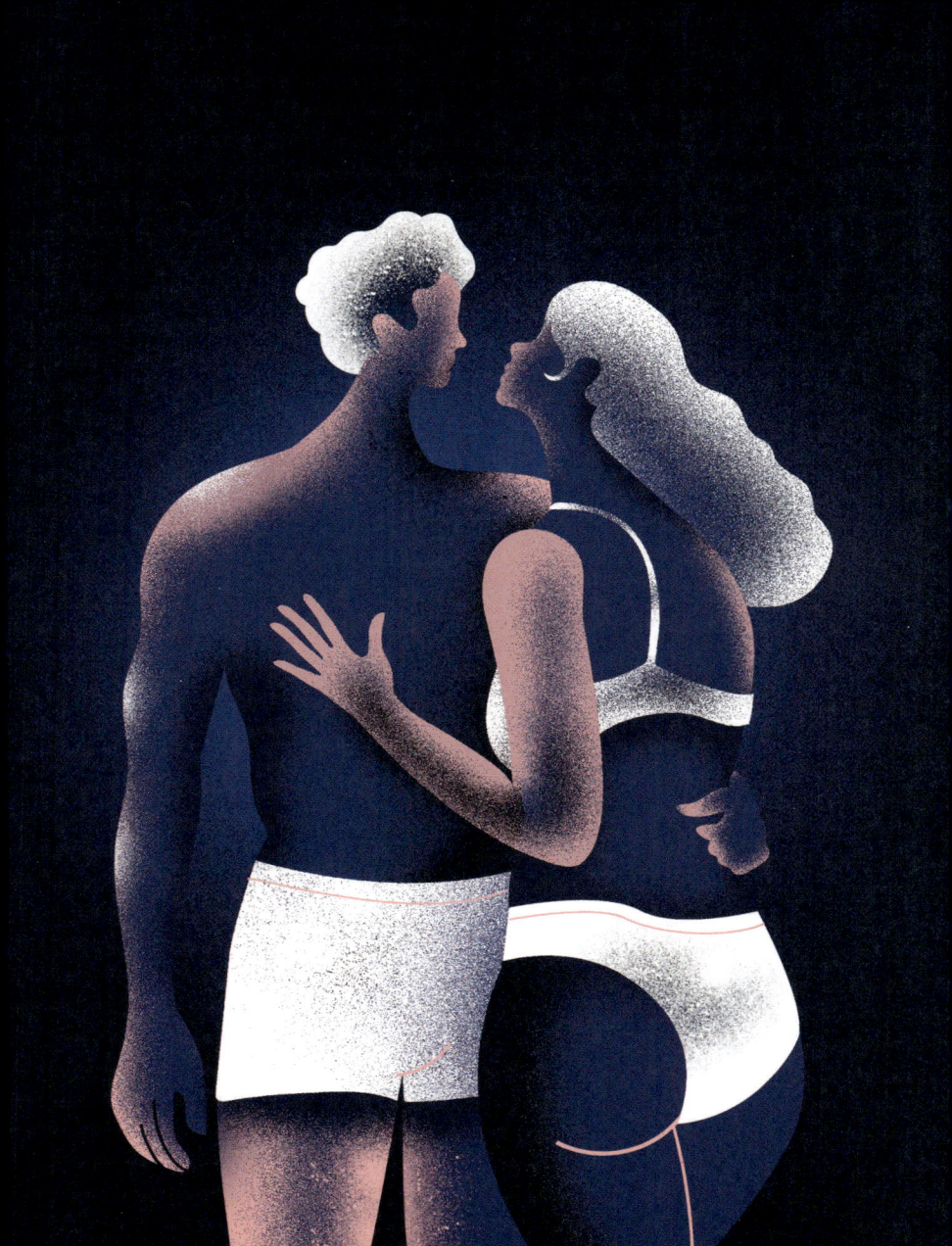

CONSEJOS PARA RELACIONES
QUE HAN PERDIDO LA MAGIA

Sentir que alguien nos quiere es uno de los afrodisíacos más potentes que existen.

- **Pregúntale a tu pareja** cosas sobre ella y no te olvides de escucharla con atención cuando te las cuente.
- **Toca mucho a tu pareja:** abrázala, acaríciale la espalda, bésala en la cabeza.
- **Demuéstrale a tu pareja que le prestas atención con pequeños detalles**, para que vea que piensas en ella cuando estáis lejos: llama para preguntar qué tal está o regálale chorraditas que le toquen la fibra sensible.
- **Dile a tu pareja que la quieres** y lo importantísima que es para ti, porque no hay nada más embriagador que oír esto de los labios de la otra persona. Si tu pareja busca confirmación, no recurras al sarcasmo, ya que si le respondes con algo como «Bueno, no seguiría contigo si no te quisiera, ¿no?» puede sonar feo, y si se siente insegura, se agobiará incluso más.
- **Hablad de vuestra relación** y haced planes juntos. Confirmar que vuestra relación tiene un futuro favorable es un chute de moral.
- Cuando tenemos una relación estable, con el tiempo es habitual ir introduciendo en nuestro vocabulario palabras y eufemismos ñoños o que directamente nos hacen gracia. Planteaos dejar de utilizar términos como «pilila» o «chichi» y en su lugar emplead **alternativas más guarras** como «polla», «chocho» o «coño» antes de mantener relaciones sexuales y también durante estas.
- Dale un **masaje a tu pareja**, ya sea relajante o erótico.

LA LUBRICACIÓN

El sexo se basa fundamentalmente en el movimiento (frotar, deslizar, arrastrar, empujar, lamer, acariciar) y este no sería posible sin lubricación. Pues bien, ha llegado el momento de desmentir el mito de que sufrir sequedad es lo mismo que no querer mantener relaciones sexuales. Algunas vaginas y rectos segregan un montón de fluidos, mientras que otros son más secos, de modo que no existen unos parámetros «normales».

- Es natural que la sequedad vaginal vaya de la mano de la menopausia o de la lactancia, aunque también puede ser consecuencia de la píldora anticonceptiva, de los antidepresivos y de otros muchos factores.
- Aunque el ano cuente con glándulas lubricantes, si quieres practicar sexo anal tendrás que lubricarte a conciencia para que no se produzcan fricción, fisuras o rasgados.
- Tener sequedad es lo más normal del mundo, pero puede hacer que las relaciones sean más incómodas, de modo que bajo ningún concepto te dé vergüenza o reparo tener que recurrir al lubricante.

CÓMO SACAR EL TEMA DEL LUBRICANTE

¡No tengas miedo! Recuerda que lo más importante de practicar sexo es el placer. Si aun así te preocupa el tema y estás empezando con alguien, podéis hablar de lo maravilloso que es el lubricante antes de que os pongáis manos a la obra. Saca el tema en un momento en el que te sientas a gusto con la otra persona, pero todavía no te apetezca adentrarte en la parte sexual de la relación.

TIPOS DE LUBRICANTE

Es importante poder hablar de lubricante para así determinar qué producto es el más inocuo para ti y para tu pareja, ya que algunas personas son alérgicas a ciertos ingredientes básicos presentes tanto en geles sintéticos como naturales. A grandes rasgos, podemos clasificar los lubricantes en tres tipos: los productos a base de agua, a base de silicona y a base de aceites naturales.

- **Los lubricantes a base de silicona** aportan una textura suave como la seda y una fluidez de movimiento increíble, además de que sus efectos son más duraderos que los de las alternativas a base de agua. Asimismo, suelen tener un pH neutro y raras veces interfieren con los niveles de acidez de la vagina. La mayoría de productos de este tipo pueden usarse sin problema con preservativos, pero no con juguetes de silicona, ya que puede estropearlos.

- **Los lubricantes a base de agua** proporcionan una sensación ligera y natural que es muy fácil de eliminar si se lavan, de modo que no son recomendables para practicar sexo en el agua. La mayoría de productos de este tipo se pueden utilizar sin problema con todo tipo de condones y juguetes, aunque muchos contienen ingredientes como la glicerina que pueden irritar la piel y provocar candidiasis.

- **Los lubricantes a base de aceites** son duraderos y una opción natural magnífica, aunque no son compatibles con los preservativos de látex. Ten cuidado con ellos, ya que pueden provocar candidiasis y dejar manchas en los tejidos. Aparte de ser lubricantes excelentes, el aceite de coco y el de almendra dulce son una alternativa natural a las marcas comerciales. Lo bueno que tiene el aceite de almendra dulce es que su sabor, como a fruto seco dulzón, apenas se nota, por lo que no altera el gusto de los fluidos o de la piel humanos. Además, es incoloro y no resulta nada pegajoso, aunque, aparte de las advertencias que ya hemos mencionado, te recomendamos que te asegures de que tu pareja no tiene alergia a los frutos secos.

SEXO, DROGAS Y ALCOHOL

- Todo el mundo sabe que el alcohol desinhibe y suelta la lengua; no obstante, aunque al principio parezca que nos anima, técnicamente es un depresor. Si te pasas un pelín de la raya te dará sueño; si sigues bebiendo, es posible que las ganas de mantener relaciones sexuales se esfumen por completo y que ni siquiera te veas capaz de hacerlo.

- El consumo de drogas como el alcohol provoca un subidón químico seguido de un bajón emocional, mientras que otras sustancias relajantes como el cannabis hacen que te duermas y no que disfrutes de unas relaciones sexuales de infarto, precisamente. Planteaos si preferís practicar sexo o disfrutar de vuestra compañía, ya que tener la sensación de que tu pareja está experimentando más placer consumiendo drogas que estando contigo puede ser una experiencia desoladora y alienante.

- Tanto las drogas como el alcohol pueden hacer que nos desinhibamos más de la cuenta y dejarnos vulnerables.

- Si fumas, deberías tener en cuenta que la nicotina reduce la producción de monóxido de nitrógeno, un mensajero químico presente en nuestro cuerpo cuya misión es iniciar el bombeo de sangre al pene.

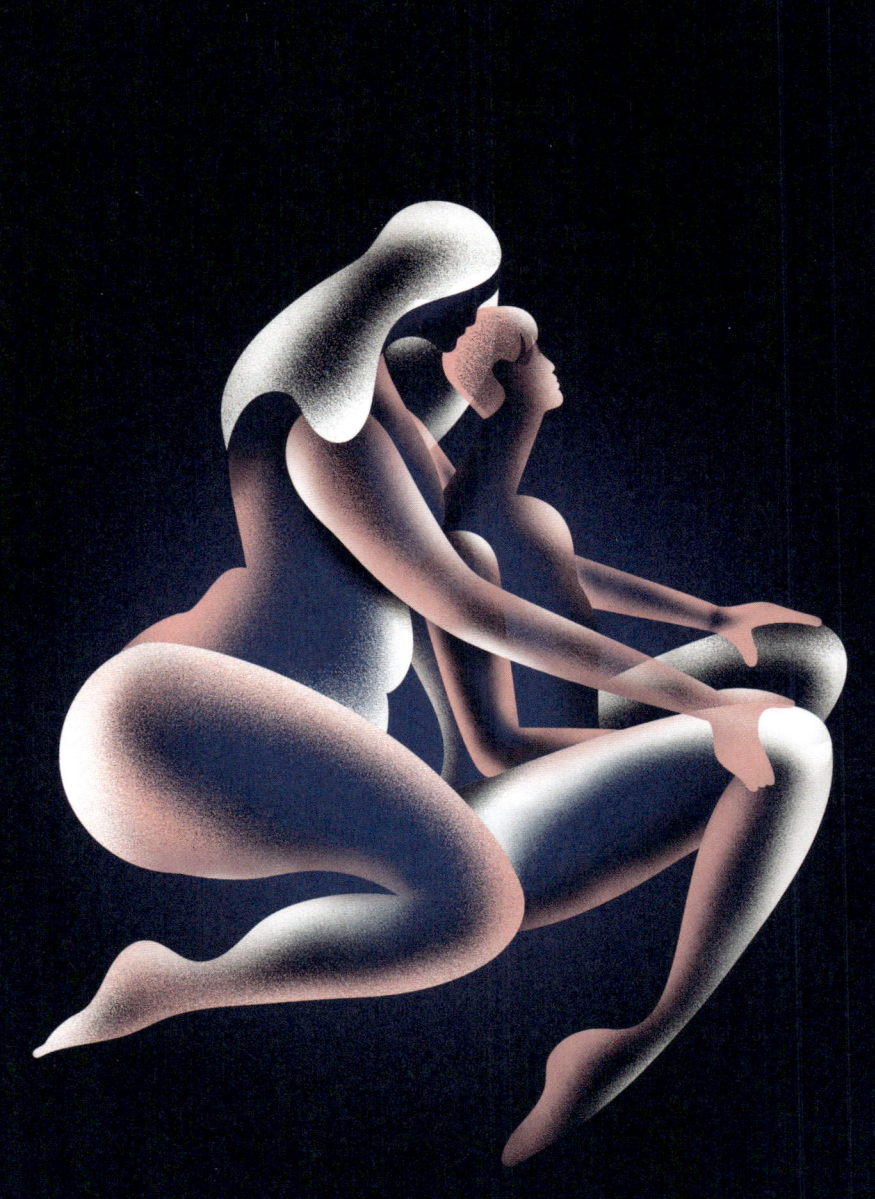

EL PODER
DEL CONTACTO

Hay gente a la que el sexo le provoca estrés por un
sinfín de motivos, entre ellos la imagen que tienen
de su cuerpo o la preocupación de si darán la talla.
Si a ti también te ocurre, te vendría bien analizar qué
sientes y buscar formas de mejorar tu relación con
el sexo, aunque es posible que si reduces el estrés
físico, consigas aliviar parte de los problemas
que tienes en la cabeza.

El estrés y la ansiedad son enemigos del sexo, e incluso
cuando creemos que tenemos la mente despejada, nuestros
cuerpos suelen seguir aferrados a nuestras preocupaciones y
tensiones. Cuantos más problemas o presión suframos en
nuestra vida, mayor será la tensión que se nos acumule en aquellas partes del cuerpo que, de otra forma, nos estarían ponien-
do a punto para sentir placer.

Si el estrés se te manifiesta de forma física, lo más probable es
que sufras contracturas o que tenses el cuello, la espalda o las
extremidades para protegerlas. Relajar el cuerpo es una forma
estupenda de prepararte para la experiencia física y emocional que es el sexo.

LOS MASAJES

Tocarse es una de las formas de comunicación más íntimas, y los masajes son una de las técnicas más antiguas de curación y relajación. Al dar un masaje a otra persona estás aceptando por completo su cuerpo, además de transmitirle confianza e incrementar su autoestima, dado que también afecta a las emociones y ayuda a aliviar el estrés tanto mental como físico.

Asimismo, los masajes son una manera estupenda de observar el cuerpo de tu pareja y de sintonizar con ella a nivel físico y emocional antes de que sientas la presión de pasar a la acción.

La relajación y el sexo van de la mano; además, los masajes te ofrecen un montón de oportunidades de descubrir zonas erógenas que desconocías, pues incluso el masaje de pies o de manos más inocente del mundo puede adquirir un cariz erótico en un abrir y cerrar de ojos.

CONSEJOS PARA DAR MASAJES

- Quítate todas las joyas y asegúrate de que tienes las uñas cortas y limadas.
- Que tu pareja no pase frío: tápale la zona del cuerpo que no estés masajeando.
- Lubrícale la piel con aceite para masajes.
- Antes de nada, calienta el aceite entre las manos; no lo viertas directamente sobre la piel.
- Masajea con delicadeza e intenta que al menos una mano esté en contacto con el cuerpo en todo momento.
- Reduce la conversación al mínimo para comunicaros a través del tacto.

TÉCNICAS MANUALES

El contacto de las manos con la piel reconforta, tranquiliza, calma y sana. A continuación, te proponemos cuatro técnicas de masaje básicas: el roce, el amasamiento, la presión y la percusión.

Técnica 1: el roce

- **Desliza las manos con suavidad y de forma rítmica** por la piel de tu pareja. Este masaje relajante es ideal para hacérselo al principio y al final de una sesión, ya que la amplitud de sus movimientos consigue «conectar» todo el cuerpo después de haber trabajado zonas concretas.
- **Ve variando la fuerza** y la velocidad del masaje y prueba a aplicar presión sobre todo con las palmas de las manos.
- **Dibuja ondas** en la piel de tu pareja; para ello, vete abriendo y cerrando los dedos.
- **Prueba a ejercer una suave presión** con las puntas de los dedos. Conseguirlo sin hacer cosquillas tiene su truco, así que lo mejor es que esperes hasta que tu pareja se haya relajado por completo.
- **Ve intercalando las manos:** deslízalas con suavidad por la piel, primero una y luego la otra, como si estuvieras barriendo migas hacia ti.
- **Traza círculos amplios con las manos,** primero con una y después con la otra. Este es un masaje perfecto para centrar el cuerpo y hacer que el estrés mental desaparezca.
- **Arrodíllate** a la cabeza de tu pareja, desliza las manos juntas espalda abajo, presionando con bastante fuerza, y luego arrástralas hacia ti de nuevo.

Técnica 2: el amasamiento

Este es un masaje enérgico y que proporciona un alivio
instantáneo, dado que destierra la desgana y la fatiga del cuerpo
que tienes bajo las manos para transmitirle ligereza y energía.
El truco está en repetir el movimiento de forma rítmica hasta que
adquiera una cadencia casi hipnótica.

> Selecciona una zona carnosa para practicar, como las nalgas. Pon las manos estiradas, con las palmas hacia abajo y los dedos juntos, sobre el cuerpo de tu pareja, de modo que apunten la una hacia la otra formando un ángulo de 45 grados.

> **Traza pequeños círculos** con las manos moviéndolas hacia arriba y hacia afuera, primero una y luego otra.

> A continuación, añade el **movimiento de pulgar**: cada vez que desplaces la mano hacia arriba y hacia afuera, mueve el pulgar por separado tras ella, agarrando la carne y presionando con fuerza, como si estuvieras amasando pan. Notarás cómo los músculos tensos se relajan bajo tus manos mientras masajeas.

> Hay unas cuantas variaciones de este masaje: puedes probar con la **torsión**, que es cuando las manos trabajan al mismo tiempo en direcciones opuestas; puedes recurrir a los **tirones**, para lo que tendrás que sentarte a un costado de tu pareja, estirarte hacia el lado contrario y arrastrar la carne con fuerza hacia ti, con una mano cada vez. También hay una tercera variación que consiste en **pellizcar** la carne formando una pinza con el pulgar y el resto de dedos, estirarla y luego soltarla, primero con una mano y después con la otra.

Técnica 3: la presión

> **Presiona fuerte** con los pulgares, pero espera a que tu pareja se haya relajado por completo o puedes hacerle daño.

> **Presiona con fuerza** la carne con las yemas de los pulgares, trazando pequeños círculos y empujando la piel hacia delante. Acompaña el movimiento con tu peso.

> Masajea zonas que estén especialmente tensas con los dos pulgares al mismo tiempo o alternándolos.

Técnica 4: la percusión

Este masaje es más estimulante que sensual, y se da en zonas carnosas del cuerpo para relajar a la persona que lo recibe. Cuando practiques esta técnica, deja siempre la mano suelta a la altura de la muñeca antes de que entre en contacto con la piel, de modo que solo utilices el peso de esta y no la fuerza de todo el brazo. Mantén un ritmo enérgico e hipnótico; piensa, por ejemplo, en el golpeteo constante de la lluvia un día de tormenta.

- **Percusión con una mano:** mientras deslizas la mano izquierda sobre la piel de tu pareja, golpéala sin parar con el peso del puño derecho (o al revés).

- **Percusión con dos manos:** mantén un ritmo relajado, golpeando con un puño y después con el otro. Hazlo con más suavidad en las zonas sensibles, en las que puedes probar a tamborilear con las puntas de los dedos índices.

- **Hachadura:** golpea con los cantos de las manos, con las palmas mirando hacia adentro, bien estiradas y con los dedos juntos. Esta técnica viene genial para las nalgas, los muslos y los gemelos; sin embargo, en otras zonas puede hacer daño.

INCREMENTAR LA PRESIÓN

Prueba a hacer un masaje normal en puntos de presión concretos
para incrementar la energía sexual. El *shiatsu*, una terapia
de origen japonés, se basa en la filosofía y en la teoría médica
de la acupuntura.

Esta técnica de acupresión manipula el flujo de energía, denominado *ki* o *qi*,
que recorre el cuerpo por canales conocidos como meridianos. Al masajear
los puntos de presión que se encuentran a lo largo de estos se pueden eliminar las obstrucciones y así permitir que la energía fluya.

EL MERIDIANO DEL RIÑÓN

Al masajear ciertos puntos de presión del cuerpo es posible
incrementar y potenciar el flujo de energía sexual.

Los puntos de presión de los riñones, o *tsubos*, se encuentran más o
menos a una distancia equivalente a la anchura del pulgar —una
medida conocida como *cun*— de ambos lados de la columna, a la
altura del espacio entre la segunda y la tercera vértebra lumbar.
Masajea los *tsubos*, tanto el de la derecha como el de la izquierda, al
mismo tiempo.

Sabrás que has acertado con el *tsubo* cuando notes que el pulgar en-
caja en un huequecito. Si te da la sensación de que rebosa energía, es
decir, que el músculo está fuerte y tonificado o suave pero firme, puedes dejar el dedo en ese punto, trazar pequeños círculos o pulsar
repetidamente la zona, hasta que veas que la energía se relaja. Por el
contrario, si crees que no está lo bastante cargado y te parece que
el *tsubo* está vacío y que le falta algo, deja el dedo en el hueco hasta
que notes que la energía vuelve a este lugar.

OTROS PUNTOS DE ACUPRESIÓN PARA POTENCIAR TUS RELACIONES SEXUALES

- **El punto de transporte posterior del riñón:** se encuentra a ambos lados de la columna, a una distancia de un *cun* y medio de esta, a la altura del espacio entre la segunda y la tercera vértebra lumbar. Viene de perlas para la falta de deseo sexual, sea cual sea el sexo de la persona.
- **El torrente supremo:** se sitúa justo entre el hueso del tobillo y el tendón de Aquiles. Se utiliza para tratar la falta de vitalidad y de energía sexual.
- **La puerta de la vida:** se ubica entre la segunda y la tercera vértebra lumbar. Potencia la vitalidad y la libido.
- **La puerta del *qi* original:** se encuentra a tres *cun* de la parte inferior del ombligo y es un punto estupendo para tratar la fatiga e incrementar la libido.

PONTE EN FORMA PARA PRACTICAR SEXO

Con esto no queremos decir que haya que tener un cuerpazo (no te vamos a soltar rollos del estilo «operación bikini», no te preocupes), sino estar en buena forma física.

El sexo suele venderse como el mejor ejercicio que existe, y si practicas deporte y mejoras tu capacidad física, disfrutarás más de tus relaciones. Si te pones en forma tendrás más energía, más flexibilidad y aguante y estarás más alerta, cualidades que, a su vez, te darán más confianza, te ayudarán a adoptar una actitud de neutralidad con respecto a tu físico y a mejorar la relación entre tu cuerpo y tu mente.

Desde un punto de vista médico, se recomienda practicar al menos treinta minutos de deporte al día o hacer ejercicios aeróbicos intensos una hora cada dos días. Esta teoría se puso a prueba en un estudio en el que un grupo de hombres de cincuenta años que trabajaban en una oficina y sufrían problemas de erección practicaron el ejercicio indicado durante nueve meses; después de este tiempo, la frecuencia de sus relaciones sexuales se vio incrementada un treinta por ciento. Por otra parte, el grupo de control del estudio se dedicó a caminar durante una hora cada par de días y no notó ninguna mejora con respecto a su vida sexual.

EL SUELO PÉLVICO

Si no te va mucho lo de hacer ejercicio de forma regular y no practicas ningún tipo de deporte, te recomendamos que al menos fortalezcas el suelo pélvico.

El suelo pélvico es una red de músculos encargada de sujetar los órganos de la pelvis: la vejiga, los genitales y el ano. Si quieres saber su posición exacta, puedes contraer los músculos anteriores que utilizarías para detener un chorro de orina y los posteriores con los que contendrías las heces en el momento de defecar.

Al ejercitar esos músculos, conocidos como pubococcígeos o PC, ten por seguro que mejorarás tus relaciones sexuales y, además, puedes llegar a incrementar la intensidad del orgasmo femenino. Si bien es cierto que no se ha investigado tanto sobre los beneficios que ofrecen los ejercicios de suelo pélvico a los hombres con pene, sí que se cree que son positivos para mejorar la actividad sexual, la eyaculación precoz y la incontinencia urinaria de esfuerzo.

- Sea cual sea el sexo de la persona, la edad puede afectar a la firmeza y la elasticidad del suelo pélvico, aunque también influyen otros factores como los problemas de vejiga y de intestino.
- En el caso de las mujeres, los músculos del suelo pélvico se ven muy debilitados al dar a luz, sobre todo si el parto es largo y complicado. Después de parir, la vagina pierde parte de su elasticidad, que se caracteriza por su firmeza y capacidad de adaptación, y puede dar la sensación de estar flácida al practicar sexo. Por lo tanto, ejercitar estos músculos con frecuencia ayuda a mantenerlos en forma y, de este modo, a mejorar su elasticidad.
- En el caso de los hombres, el suelo pélvico puede verse afectado por problemas de próstata, lo que puede ocasionar disfunción eréctil.

EJERCICIOS DEL SUELO PÉLVICO

Puedes trabajar los músculos del suelo pélvico para que conserven su flexibilidad con los ejercicios de Kegel (llamados así por la persona que los inventó). Lo bueno que tiene este entrenamiento es que puedes hacerlo donde te apetezca, en cualquier momento y sin que nadie lo sepa: en el baño, en la oficina, en el autobús...

> Relaja todo el cuerpo salvo la zona que nos ocupa y respira despacio y de forma regular mientras llevas a cabo el ejercicio.

> Contrae los músculos del suelo pélvico lo más fuerte que puedas durante cinco segundos y, a continuación, vete relajándolos poco a poco. Cuando este ejercicio te resulte sencillo, pasa a contraer los músculos durante diez segundos.

> Márcate un objetivo diario de 150 repeticiones al día, a no ser que hayas dado a luz hace poco.

> Cambia el ejercicio: empieza con la parte delantera, formada por los músculos conectados a la vejiga, y luego pasa a la parte posterior, es decir, los que sujetan el ano; también puedes ir alternando unos y otros.

• Asimismo, puedes entrenar la zona insertando bolas de Kegel con peso (también conocidas como bolas chinas o Ben Wa) en la vagina y dejándolas ahí dos o tres horas seguidas.

! No introduzcas en el ano bolas de Kegel diseñadas para uso vaginal: utiliza *plugs* y bolas que estén destinadas de forma específica a esa parte del cuerpo.

• Si acabas de dar a luz, hacer ejercicios dos veces al día durante veinte minutos puede venirte bien para que los músculos se recuperen y no se debiliten más.

• Los hombres que quieran conseguir erecciones más firmes y más sensibles pueden practicar el ejercicio de «menear la varita». Siéntate en el borde de la cama, localiza los músculos que mueven el pene de arriba abajo y de un lado a otro, y ténsalos unos diez minutos cada día.

• Tensa los músculos cuando practiques sexo con penetración.

EJERCICIO SEXUAL

Practicar ejercicio incrementa los niveles en sangre de una serie de hormonas que intervienen en los procesos químicos relacionados con la excitación sexual; es decir, hace que quieras practicar sexo con más ganas y más a menudo. Entonces, ¿por qué no hacéis ejercicio en compañía?

ENTRENAR PARA LUEGO FOLLAR

- Si dispones de un banco de musculación, puedes usarlo para mantener relaciones en las que os vayáis a embestir con ímpetu. Tu pareja puede tumbarse de espaldas e impulsarse hacia arriba agarrándose a las barras de apoyo mientras tú te sitúas de pie entre sus piernas.
- Salid a correr en compañía, a un ritmo que os permita estar muy cerca; luego duchaos a la vez y disfrutad de una buena sesión de sexo estimulante a tope de endorfinas.
- Bailar viene genial si te apetece practicar un tipo de ejercicio intenso, fluido y que ya es erótico de por sí. Combínalo con un estriptis o desnudaos mutuamente con música de fondo; probad posturas sexuales que vayan al ritmo de lo que estéis escuchando.

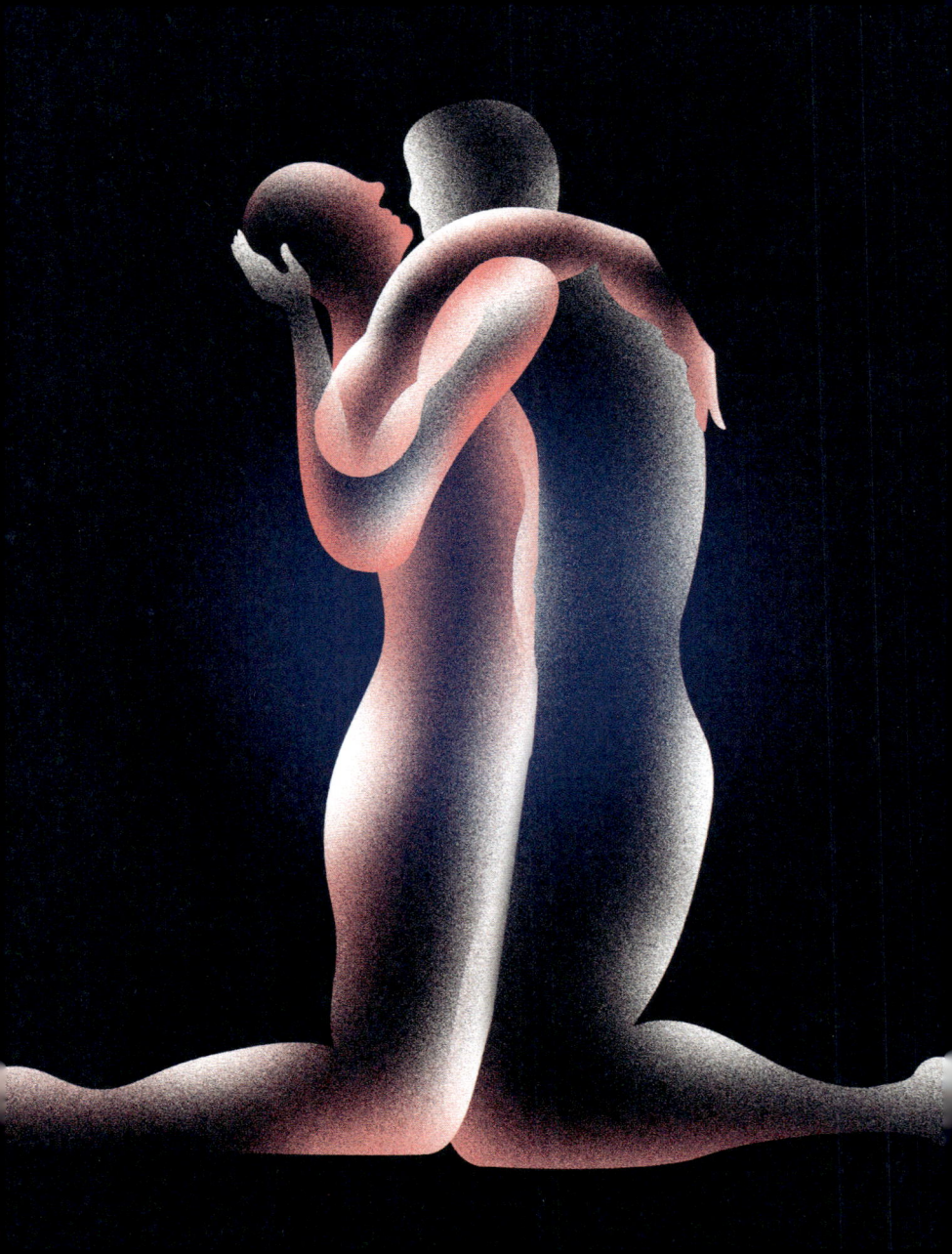

EXPLORA

Para disfrutar al máximo del sexo deberás estudiar tanto tus respuestas eróticas como las de tu pareja, ya que cada persona tiene sus zonas erógenas especiales y prefiere ciertos rituales y posturas. Estimular y dedicar atención a estas partes de tu cuerpo es esencial para mantener unas relaciones sexuales plenas, pero no olvides que, si experimentas, puedes hacer que tu vida sexual sea más interesante, excitante y variada.

Las **zonas erógenas** son aquellas partes del cuerpo que proporcionan placer sexual cuando las estimulamos. Con todo, no hay dos cuerpos iguales, y mucha gente ni siquiera sabe cuántas tiene exactamente porque todavía no las ha descubierto. Es precisamente por eso por lo que disfrutar del sexo y explorar, ya sea en solitario o en compañía, es tan importante.

Dedicar toda tu atención a partes concretas del cuerpo de tu pareja, o que ella haga lo mismo contigo, es una práctica que os pondrá a cien.

- **Estudiad la sensibilidad de las zonas erógenas** al detalle para familiarizaros con vuestros deseos y necesidades particulares. Es posible que descubras que sentir el calor de su aliento en la parte posterior de la rodilla o que te lama la cara interna del brazo te hace enloquecer; puede que seas la primera persona en deslizar un nudillo por el perineo de tu pareja o en acariciarle con los labios la parte interior de la muñeca.

- **Prueba diferentes formas de acariciar** con la lengua, los dedos y los genitales para averiguar qué es lo que más excita a tu pareja. A continuación, vete investigando cómo puedes variar la estimulación para dominar el ritmo al que excitas a la otra persona; el secreto para mantener unas relaciones sexuales duraderas y satisfactorias está en saber controlar los tiempos.

LOS BESOS

Venga, no pongas los ojos en blanco y te lances a buscar la sección del libro donde se hable del punto G: besarse es una de las cosas que más excitan, aunque es mucha la gente que se lo intenta quitar de encima cuanto antes para pasar a otras zonas más eróticas. El caso es que, precisamente, besarse estimula esas partes en cuestión.

- **Échale imaginación** cuando uses los labios y la lengua. Aprovecha su movilidad y flexibilidad para transmitir lo que sientes.
- Deja que tu lengua **se centre** en las comisuras de los labios de tu pareja y que se adentre con delicadeza en su boca, intentando simular la sensación de un pene o un juguete penetrando una vagina o un ano.
- Prueba a **chupar** con suavidad la lengua o el labio inferior de tu pareja.
- ¿Quién lleva la voz cantante? Prueba a ser tú la persona que manda o amóldate al beso de tu pareja. También puedes adoptar una actitud pasiva y dejarte besar, una opción que puede hacer las delicias de quienes suelen ser más dominantes.
- Haz que tu pareja abra la boca y saque la lengua; a continuación, lámela de un extremo a otro con movimientos amplios y generosos: verás que se trata de un beso especialmente excitante.
- **Estimula** los nervios que recorren la parte más fina del labio superior acariciándolos con la lengua.
- ¿Qué hago con las manos? Utilízalas para sostener la cara de tu pareja, agarrarla del cuello o acariciarle el pelo. Hay a quien le pone mogollón que le metan un dedo en la boca, además de la lengua.

EL CUERPO

Si quieres disfrutar de unas relaciones sexuales más intensas
y duraderas, recuerda que los pechos y los genitales deben ser
la explosión de placer que ponga punto final a un largo recorrido
por todo el cuerpo.

Pasar de forma inesperada por las zonas erógenas más habituales genera
excitación erótica ante lo que está por llegar, ya que esas sensaciones intensas
se transmiten a la parte que viene a continuación y así el cuerpo se
convierte en un instrumento de placer afinado a la perfección.

- **El pelo:** el cuero cabelludo está repleto de terminaciones nerviosas
  que cuando se estimulan provocan un escalofrío que nos recorre la
  columna. Presiona suavemente esta zona con los dedos antes de
  pasarlos por el cabello de tu pareja. También hay a quien le gusta
  que le tiren del pelo durante el sexo.
- **Las orejas:** hay personas a las que les encanta que les mordisqueen
  y les chupen los lóbulos; a otras les gusta que les laman las orejas,
  que les recorran el contorno exterior con la lengua muy despacio y
  luego les den lametazos en el interior.
- **Las rodillas:** las rodillas son zonas erógenas muy sensibles, aunque
  suelen dejarse de lado. Acaricia la parte posterior con los labios o
  recórrela con las uñas.
- **El ombligo:** con la lengua totalmente plana, vete trazando círculos
  amplios alrededor del ombligo, en el sentido de las agujas del reloj y
  acercándote cada vez más al centro. A continuación, agarra las nalgas de tu pareja con una mano, presionando fuerte con la palma en
  el perineo y tirando hacia arriba, y traza el contorno del ombligo, así
  como la parte interior, con la punta de la lengua, sin dejar un rincón
  sin explorar. Si consigues hacerlo bien, desencadenarás un cosquilleo que bajará directo a los genitales.

- **Las nalgas:** en esta parte carnosa del cuerpo podrás dedicarte a todo tipo de actividades intensas, desde amasarla, darle azotes juguetones, chuparla o mordisquearla, aunque debes tener en cuenta que la piel sigue siendo sensible. Acaricia las nalgas rozándolas apenas con la palma y las puntas de los dedos, y recorre sus curvas trazando círculos muy despacio.

- **Los pies** son una zona en la que se suelen tener muchas cosquillas, así que empieza con un masaje lento y deliberado.

> Coge un pie con las dos manos y masajéalo con los pulgares, recorriendo todos los huesos del empeine, desde la base de los dedos hasta el tobillo. Debes presionar con fuerza y procurar no hacer movimientos suaves que puedan hacer cosquillas.

> Levanta el pie, apóyalo sobre la pantorrilla o sobre el tobillo y aprieta fuerte en la planta con el pulgar o con la palma de la otra mano, trazando su contorno. A continuación, bájalo y pasa a la zona de los dedos; masajéalos uno por uno, retorciéndolos con suavidad entre el índice y el pulgar de forma que sientas todos los huesecillos, desde la base a la punta. Cuando llegues al extremo, tira de él, como si estuvieras quitando un calcetín con dedos.

> Prueba a chupar los dedos de los pies de tu pareja, uno a uno.

> Experimenta con el pulgar del pie de tu pareja y deja que te penetre; hay a quien le parece muy erótico. Eso sí, asegúrate de que las uñas están cortas y la piel, suave. Si te gusta, verás que juguetear con los pies por debajo de la mesa adquiere una nueva dimensión.

LOS PECHOS Y LOS PEZONES

Observa los pechos de tu pareja mientras practicáis sexo. Cada persona reacciona de forma distinta, aunque muchas adquieren un rubor que nace en la parte superior de la cadera y que les recorre todo el pecho; además, es probable que la areola —el disco que rodea el pezón— se hinche o se oscurezca. Los pezones, tanto masculinos como femeninos, suelen tener una sensibilidad increíble y, sí, hay gente que puede llegar al orgasmo solo con la estimulación de esta zona.

- La parte superior de los pechos es por lo general más sensible que la inferior.
- **Sujeta y levanta** los pechos con las dos manos y masajea la parte que queda debajo de estos con un movimiento suave y circular.
- **Traza espirales** con la lengua alrededor del pezón para provocar a tu pareja, centrándote en la areola y en la piel sensible que cubre el tercio superior del pecho.
- Prueba a **amasar la carne con suavidad** y a dar algún que otro mordisquito a ver qué pasa.
- A mucha gente se le ponen los pezones erectos cuando se excita. Si esto no sucede, acarícialos con la lengua plana, dándoles lametones lentos y amplios.
- **Aprieta, retuerce con suavidad o masajea** los pezones con los dedos.
- **Traza círculos con la lengua** alrededor de la areola y dale golpecitos rápidos al pezón con la punta de la misma.
- Algunas personas tienen los pezones tan sensibles que pueden experimentar un orgasmo con solo estimularlos.

HACER UNA CUBANA O UNA PAJA CON LAS TETAS

Los pechos pueden usarse para masturbar el pene si este se estruja entre las mamas. Es una práctica sexual sin penetración (técnicamente se la conoce como coito intermamario) que proporciona placer a las dos personas involucradas, ya que mientras la que se masturba mueve el miembro entre los pechos, la otra puede estimularse los pezones.

- Utiliza una buena cantidad de lubricante.
- El miembro de la pareja que recibe la masturbación puede tener más control si se sienta a horcajadas bien sobre el pecho o bien sobre la cabeza del otro, mirando hacia los pies (una postura que permite que su pareja le practique un *anilingus*).
- Si la persona que masturba quiere tener el control, puede ponerse de rodillas entre las piernas del otro.
- Es posible que a las personas que tengan menos pecho les resulte un poco más complicada esta práctica y puede que tengan que utilizar la boca o las manos de vez en cuando, pero aun así disfrutarán de la increíble excitación que supone que sus atributos sean la estrella del espectáculo.

! Los pechos y los pezones pueden estar más sensibles durante la menstruación y la lactancia. Acaricia con suavidad las mamas hinchadas por la parte inferior, ya que es menos delicada.

! Si tu pareja se ha puesto implantes de pecho, la sensibilidad no se verá afectada, aunque debes tener cuidado al moverlos. No los menees con mucha fuerza y acarícialos con máximo cuidado utilizando la lengua o los dedos.

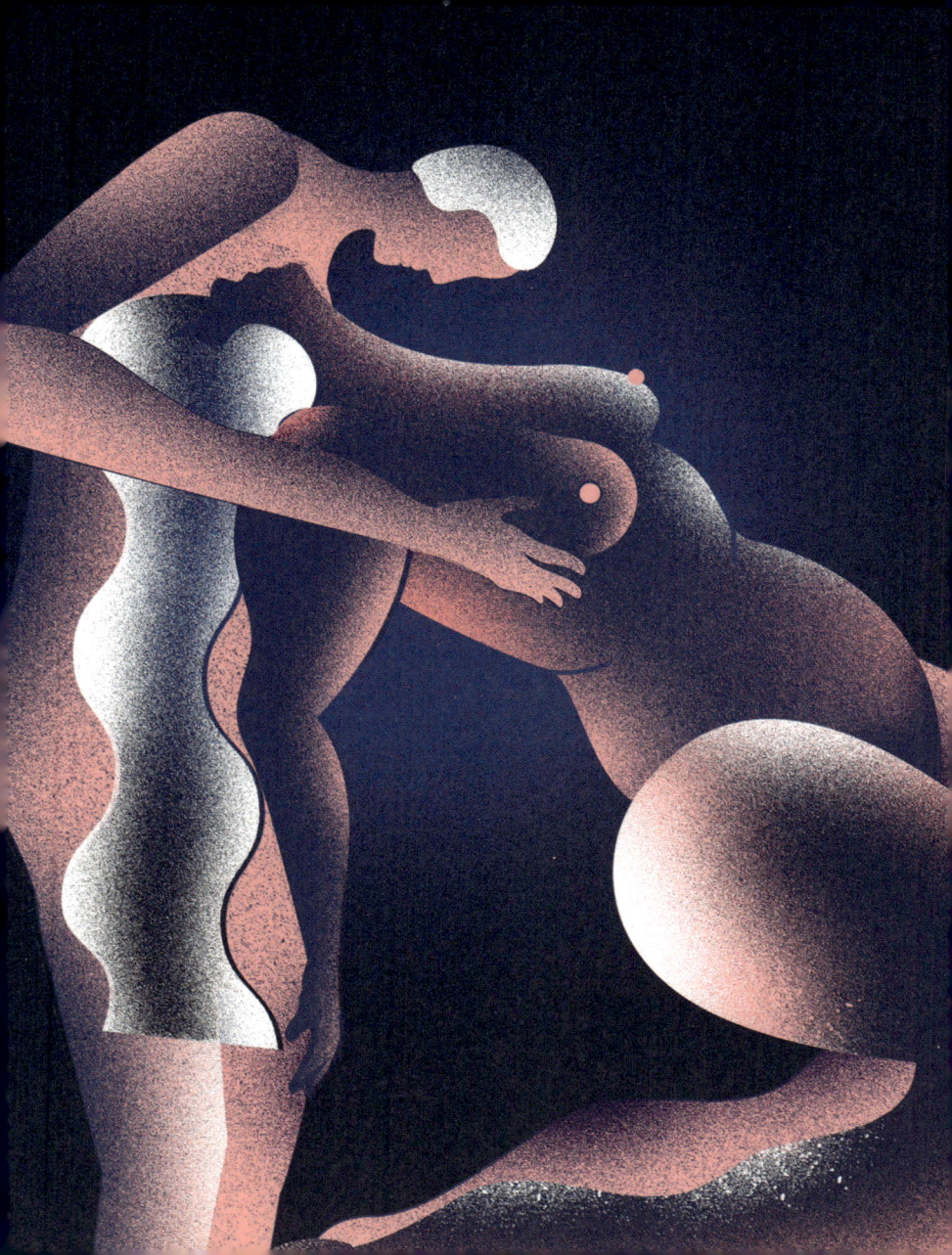

LA VULVA Y LA VAGINA

LA VULVA

Vulva es el nombre que recibe la parte externa de los genitales
femeninos conformada por el clítoris, los labios y la abertura
vaginal, mientras que la vagina es el conducto interno.

Si bien el clítoris es, por lo general, la parte más sensible de la vulva, lo
mejor es dejarlo siempre para el final.

EXPLORAR LA VULVA Y LA VAGINA

> Explora la vulva y la vagina de tu pareja como si no hubieses visto o
tocado una en tu vida.

> Empieza acariciando con suavidad el pubis y la parte superior de los
muslos de tu pareja con las palmas de las manos. Ábrele las piernas con
delicadeza y que apoye los pies en tus hombros.

> Acaricia toda la zona con muchísima suavidad, y luego presiona los
labios abiertos contra la piel de la parte superior de los muslos y
estimula la zona con tu aliento, rodeando la vulva y dirigiéndote poco a
poco hacia el centro. No uses la lengua.

> A estas alturas, tu pareja debería haber entrado en calor, sentirse relajada
y mostrarse muy sensible a los estímulos. Separa los labios vaginales y
explora la forma de la vulva con los dedos, con mucha delicadeza.

> Abre los labios vaginales mayores con cuidado y échale el aliento caliente
(no soples) en la vulva abierta, sin llegar a tocarla con la boca.

> Empieza a explorar la vulva con los dedos, moviéndolos muy despacio y
con suavidad desde afuera hacia adentro, pero sin tocar el clítoris
todavía. Presta atención a las respuestas de tu pareja y deja que sean
ellas las que dicten tus movimientos. Vete aumentando el ritmo y la

velocidad poco a poco, como si estuvieras tocando un instrumento musical con vida.

> Da toquecitos o frota con los dedos, aplicando siempre menos presión de la que creas que tu pareja está dispuesta a soportar, de modo que sus movimientos corporales no dejen de suplicarte que sigas.

> Cuando veas que tu pareja está húmeda, introdúcele el dedo en la vagina un instante. Empieza a explorarla entrando y saliendo con rapidez, y deja que sea la otra persona la que se mueva en lugar de hacerlo tú. Vuelve atrás constantemente, sin dejar de toquetear la vulva con la punta de los dedos.

> Cuando ya te hayas introducido bien en la vagina, familiarízate con su forma, su firmeza y el ángulo que hace con el cuerpo. Cuanto mejor la conozcas, más placer proporcionarás a tu pareja durante la penetración.

• Las ventosidades o pedos vaginales son totalmente normales y pueden pasarle a todo el mundo, en cualquier momento.

! No soples en el interior de la vagina porque podrías ocasionar daños graves.

OBSERVA

Puedes aprender mucho acerca de cómo tocar a tu pareja si la observas mientras se masturba, ya sea hombre o mujer. A partir de ahí, puedes ampliar su repertorio aportando todas las variaciones ingeniosas que se te ocurran.

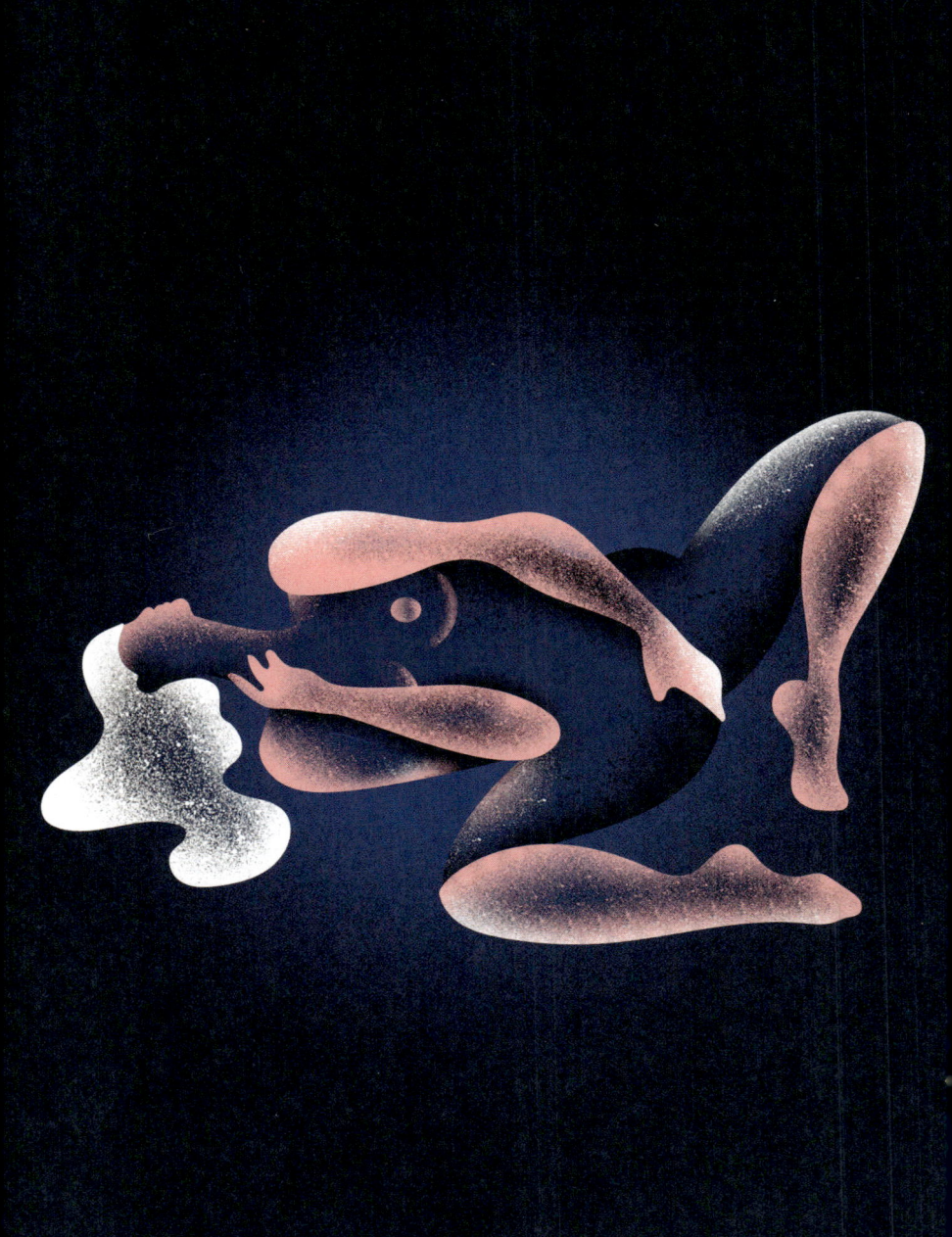

EL SEXO DURANTE LA MENSTRUACIÓN

Sí, ya sabemos que practicar sexo durante la menstruación resulta un engorro; aun así, te animamos a que lo aceptes porque también puede ser un auténtico disfrute. Si lo que más te preocupa es dejarlo todo perdido, puedes poner unas toallas viejas debajo o hacerlo en la ducha.

Hay quien afirma que practicar sexo durante la menstruación puede aliviar los dolores de ovarios, de cabeza e intensificar los orgasmos, mientras que a otras personas les pone muchísimo el olor de la regla y el incremento de la lubricación que se produce durante esos días del mes.

No existe ninguna razón médica que nos impida practicar sexo durante la menstruación (aunque ten en cuenta que quizá no sea lo mejor si sufres endometriosis); con todo, recuerda que el riesgo de embarazo y de contraer ITS sigue siendo el mismo, así que utiliza protección como siempre.

Las primeras 24 o 48 horas de algunas reglas pueden ser más abundantes y más dolorosas e incómodas. Si este es tu caso, quizá prefieras esperar a que remitan las molestias.

Puntos de acupresión para disfrutar del sexo durante la menstruación

- **Punto de unión de los tres meridianos *yin* de la pierna:** se encuentra a una distancia de tres *cun* del saliente del hueso del tobillo, encima de este, donde deberás presionar hasta llegar al borde de la tibia. Este punto es muy útil si las reglas son irregulares.
- **El eje celestial:** se ubica a ambos lados del ombligo, a dos *cun* de este. Viene muy bien para aliviar los dolores menstruales.
- **El mar de la sangre:** se encuentra a tres *cun* de la rodilla, encima de esta, donde sobresale el músculo. Como su nombre indica, también contribuye a aliviar el dolor menstrual.

EL PENE Y LOS TESTÍCULOS

EL PENE

La parte más larga del pene se conoce como cuerpo y en su extremo se encuentra la cabeza o el glande, donde se ubica la abertura denominada uretra.

La técnica para masturbar con la mano

- Con la palma de la mano, acaricia la cara interna de las piernas, los testículos y, por último, el cuerpo del pene de tu pareja, de abajo arriba, con un movimiento rápido y suave y sin apenas tocarle la punta. Repítelo varias veces y vete incrementando la presión; verás que el pene se empieza a levantar buscando el contacto con tu mano.
- Agarra bien el cuerpo del pene con la mano y apriétalo una y otra vez, al principio muy suave y luego con más fuerza.
- Camina con los dedos pene arriba, dando pasitos pequeños y traviesos, y hazle cosquillas suaves en la punta cuando veas que el falo se levanta en respuesta al contacto con tu mano.
- Si tu pareja no está circuncidada, agárrale el pene con la mano y forma un círculo bien ceñido con el índice y el pulgar, justo debajo del glande. Tira del prepucio lentamente hacia abajo, para, aprieta y vuelve a desplazar la piel hacia arriba; tómate tu tiempo y vete cogiendo ritmo, sin pausa pero sin prisa. Si tu pareja está circuncidada, céntrate en el cuerpo del pene y mueve la piel hacia arriba, en dirección al glande, y luego de nuevo hacia abajo.
- Que tus movimientos sean seguros, firmes y pausados. Dale a tu pareja la sensación de que tienes el control absoluto y de que quieres tomarte las cosas con calma.
- Cuando tu pareja esté a punto de llegar al clímax, mantén la presión y la velocidad sin perder el control —ahora mismo no es buen momento para distracciones— y cuando notes que se le tensa el cuerpo como preludio del orgasmo, no frenes ni pares hasta que acabe.

Más cosas que puedes probar

- Si usas las dos manos puedes incrementar la intensidad. Rodea la base del pene y agárralo con suavidad con una mano, mientras con la otra acaricias el cuerpo del falo.

- Utiliza lubricante o saliva para potenciar las sensaciones; que no te dé reparo escupir.

- Cuando estés acariciando el falo de arriba abajo puedes retorcerlo un poco con la mano o darle tirones suaves.

- Juguetea con los testículos o desliza los dedos por debajo de estos para masajear con delicadeza la próstata.

- Amóldate a las necesidades de tu pareja mientras la masturbas. Provócala un poco cambiando el ritmo o la velocidad, y también modificando el ángulo o la presión que ejerzas.

- Prueba a tamborilear con los dedos por el cuerpo del pene, como si estuvieras tocando la flauta.

- La parte inferior del glande puede tener una sensibilidad increíble, en especial el frenillo, la tira estrecha de piel que conecta el cuerpo del pene con la cabeza.

LOS TESTÍCULOS

Los testículos suelen dejarse de lado cuando se practica sexo, quizá porque todo el mundo sabe que son muy sensibles al dolor; con todo, también responden de maravilla a la estimulación y a mucha gente le encanta que se los acaricien y se los laman.

> Lo primero es echarles un buen vistazo. Si te fijas, verás que se hinchan ligeramente cuando la persona se excita y que se mueven bajo la piel, creando un efecto como de ondas en el mar. Además, justo antes de la eyaculación, se contraen y se levantan contra la parte inferior del pene.

> Presta atención a la cara interior de los muslos de tu pareja. Acarícialos de forma fugaz con las palmas de las manos y luego ábrelos y exhala aire caliente sobre la piel de esta zona, sin apenas tocarla con los labios.

> Acaricia los testículos con la nariz y recorre con la lengua la «costura» que los une. A continuación, lame uno de ellos y luego el otro desde abajo, con actitud juguetona, recorriéndolos por los lados hasta llegar a la parte superior.

> Céntrate en el perineo. Masajéalo con la lengua o con los dedos, como si estuvieras dando pasitos, ejerciendo bastante presión; a continuación, acaricia los testículos por todas partes con movimientos ligeros como una pluma, y de vez en cuando agárralos con la mano ahuecada como si estuvieras comprobando cuánto pesan.

> Mantén la lengua rígida y lame con energía y sin parar la zona que va desde la esquina superior del muslo de tu pareja hasta el punto donde se unen el pene y el escroto. Ahora acaricia el testículo que te quede más cerca, también con lengüetazos enérgicos, y, de vez en cuando, entretente «por accidente» en la base del pene erecto.

> Después de trabajar a fondo los testículos a base de lametazos breves y rápidos, sin olvidarte de pasar la punta de la lengua entre ellos para recorrer su contorno, mordisquéalos con los labios, chupétealos de

forma lasciva con la lengua plana y, poco a poco, métete uno, o los dos, en la boca. Manipúlalos utilizando solo los labios y la lengua, procura no sacar nunca los dientes.

- A algunas personas les gusta que les aprieten o les agarren los testículos con fuerza y les den tironcitos.

! Los testículos pueden ser muy pero que muy sensibles, así que pregúntale cada poco a tu pareja qué tal se encuentra para asegurarte de que no le estás haciendo daño u ocasionando molestias.

EL PUNTO P

Aunque, técnicamente, la próstata no forme parte de los genitales masculinos, lo cierto es que es una de las zonas erógenas más sensibles y, en ocasiones, se la conoce como punto P.

La próstata es una glándula del tamaño de una nuez que se encuentra debajo del perineo, entre el escroto y el ano.

Se puede llegar a ella desde el interior, a través del ano, ya que se sitúa a unos cinco centímetros de la pared frontal, y cuando la tocas la sensación es como la de estar presionando la punta de una nariz. Asimismo, puede estimularse mediante la penetración: prueba a acariciarla con un dedo, suave pero firme, frotándola hacia abajo o en círculos. Si lo prefieres, puedes masajear el perineo con el pulgar, un nudillo o un vibrador.

EL SEXO ORAL

La intimidad que ofrece el contacto de la boca con los genitales tiene un poder increíble para excitarnos, tanto a nivel físico como emocional. Desde una perspectiva física, la lengua es un órgano supersensible que funciona como un instrumento de gran versatilidad para proporcionar placer a ambos sexos. Desde un punto de vista emocional, es imprescindible gozar de un determinado nivel de intimidad, confianza y desinhibición para abandonarse por completo al disfrute del sexo oral.

SI TIENE CLÍTORIS *(CUNNILINGUS)*

Es más habitual que las mujeres lleguen al orgasmo con el sexo oral que mediante cualquier otro acto sexual. Esto se debe al intenso placer que la lengua puede proporcionar cuando se estimula la zona del clítoris con su superficie resbaladiza y húmeda, sus caricias delicadas o sus lengüetazos breves y enérgicos. Asimismo, los orgasmos provocados con la lengua suelen ser más potentes que los que se alcanzan cuando el clítoris se estimula con los dedos.

Técnicas que puedes probar

- Espera a que tu pareja esté bien excitada antes de tocar el clítoris. Notarás cómo toda la vulva se hincha y adquiere un tono más rojizo, y es probable que el clítoris también se ponga encarnado e incremente su tamaño hasta asomar del capuchón.

- Pídele a tu pareja que te vaya diciendo qué es lo que le gusta y qué no, para guiarte mejor.

- Probad el «juego del abecedario»: vete trazando las letras del alfabeto con la lengua muy despacio en la vulva abierta de tu pareja, sin apenas tocar el clítoris cuando pases sobre la zona.

- Introduce la lengua en la vagina y, a continuación, prueba a ir «pinchando» suavemente con ella la zona exterior, dejando que «baile» por toda la vulva. Si estimulas el clítoris con lengüetazos ligeros y rítmicos puedes llegar a generar esa tensión que acabará liberándose en forma de orgasmo.

- Dile a tu pareja que abra bien las piernas y descansa la cabeza sobre uno de sus muslos. A continuación, acércate al clítoris desde un lateral, en lugar de desde arriba, y mueve la lengua rápido y de un lado a otro.

- A menos que tu pareja te indique lo contrario, es mejor que des lametazos con la lengua plana, en lugar de utilizar la punta, ya que a algunas personas los pinchazos pueden resultarle molestos.

- Al separar los labios vaginales, dejarás el clítoris totalmente expuesto: si quieres estimular a tu pareja con los dedos o explorar su cuerpo con las manos, puedes decirle que se encargue ella misma de abrirlos.

- Si tu pareja está tumbada de espaldas, puedes ponerle cojines debajo de la cadera para levantarle tanto la pelvis como la vulva.

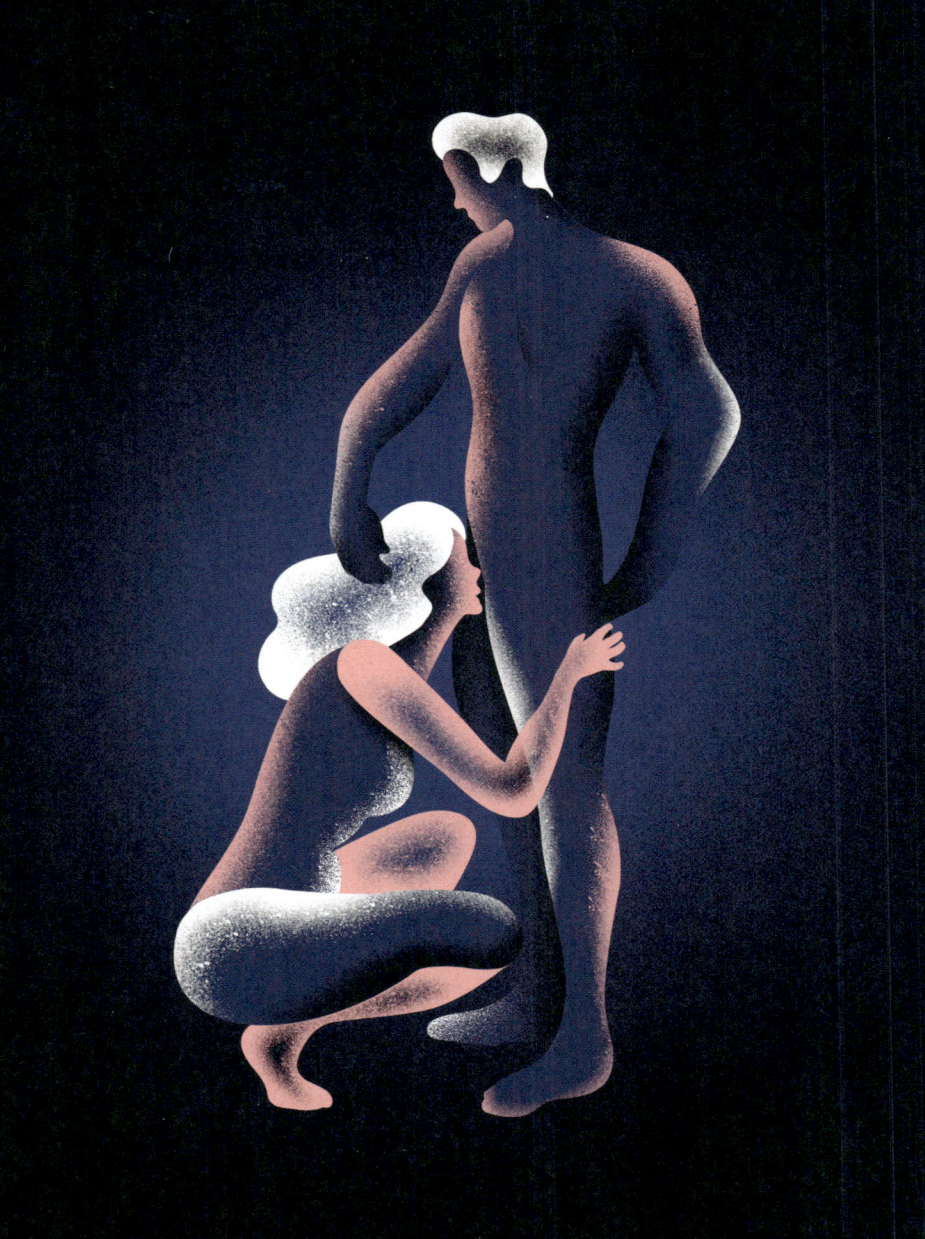

SI TIENE PENE (FELACIÓN)

- Prepárate para moverte alrededor del cuerpo de tu pareja cuando le hagas una mamada, ya que así podrás disfrutarla desde todos los ángulos.

- Acaricia el cuerpo del pene con la cara interna de los labios y ejerce presión con la superficie de la lengua mientras desplazas la boca de arriba abajo, una y otra vez, hacia la punta. Empieza por un lado, vete subiendo y bajando por el falo, y luego continúa por el otro lado; hazlo a conciencia y con energía.

- Agarra el pene con la mano y, no sin antes lubricarlo bien, mastúrbalo lentamente, lamiendo bien la punta y haciéndole cosquillas con la lengua. Asegúrate de que tus movimientos sean siempre fluidos y que nunca falte lubricante; vete alternando las manos y la lengua sin parar, de modo que tu pareja no sepa de dónde proceden las sensaciones. Deja que tu boca siga a tu mano con naturalidad y sin variar el ritmo.

- Rodea el pene solo con los labios, o, si a tu pareja le gusta, deja que los dientes rocen el falo con suavidad mientras te mueves de arriba abajo y que le acaricien la punta con delicadeza.

- Ahora chupa la punta del pene y lubrícala con abundante saliva, sin dejar de mover la mano de arriba abajo, a buen ritmo y con suavidad, recorriendo el cuerpo del miembro; hazle cosquillas en la abertura de la uretra con la punta de la lengua.

- Notarás cómo se tensa el cuerpo de tu pareja y, justo después, cómo sufre espasmos mientras eyacula. A algunas personas les gusta que sigas lamiendo y chupando mientras se corren; otras tienen el glande tan sensible que el contacto les resulta insoportable en ese momento.

- Si no vas a tragar, deja que tu pareja se te corra en los labios y entre los dedos y masajea el pene palpitante con el semen hasta que deje de eyacular y remitan las sacudidas.

LA GARGANTA PROFUNDA

La garganta profunda, o *deep throat* en inglés, consiste en introducirse un pene en la boca hasta el fondo. Hay que aclarar que esta práctica no es para todo el mundo. La profundidad de la penetración es algo que decide la persona que practica la felación ya que algunos penes son demasiado grandes y algunas bocas, muy pequeñas.

Las dinámicas de poder

Hay quien disfruta de una variante *kinky* de esta práctica. En este caso, la persona dominante es la que suele controlar las embestidas mientras la sumisa se atraganta y lucha por respirar en cuanto el pene sale de su boca. Lo cierto es que la garganta profunda puede resultar incómoda y provocar arcadas involuntarias o hacer que a la persona que la practica le lloren los ojos, así que lo mejor es abordarla poco a poco.

- Si eres la persona que practica la felación, tendrás que respirar con calma y de forma regular por la nariz.
- La persona que practica la felación debe poder controlar todos los movimientos.
- No hay dos bocas ni dos penes iguales: algunos son rectos, otros curvados, algunas cabezas son más grandes que otras...
- El ángulo de penetración es importante para que la persona que practica la felación esté más cómoda, así que buscad una postura que os funcione. Para probar, puede empezar tumbándose en la cama, con la cabeza fuera del colchón e inclinada hacia atrás.
- Hay gente a la que le ponen los ruidos de arcadas, así que tanto si estás practicando una garganta profunda como si no, no te obligues a bajar el volumen.

EL SEXO ANAL

El sexo anal puede proporcionar un placer de gran intensidad,
ya que esta es una zona supersensible repleta de nervios.
Con todo, hay a quien no le ponen nada este tipo de prácticas,
así que es importante que dejéis clara vuestra postura
con suficiente antelación.

EL *ANILINGUS*

El *anilingus*, también conocido como beso negro, consiste en
lamer, besar o introducir la lengua o los dedos en el ano de otra
persona. Esta práctica no tiene por qué conllevar penetración, ya
que el simple hecho de jugar con el perineo y el esfínter anal puede
proporcionar un placer alucinante.

- Desliza la lengua despacio y hacia arriba, desde el perineo hasta el ano,
  dando lametazos generosos.
- Lame en círculos alrededor de la abertura usando solo la punta de la
  lengua.
- Besa el ano despacio y con suavidad, o acarícialo delicadamente con los
  dedos.
- Si quieres penetrar el ano con la lengua, no hace falta que la introduzcas
  mucho. Los primeros dos centímetros y medio, aproximadamente, son
  los más sensibles, así que explora la zona trazando movimientos circulares con la lengua blanda o ténsala para meterla y sacarla de forma re-
  petida.
- Experimenta variando la velocidad y la presión.

LA PENETRACIÓN

La penetración anal es una experiencia muy distinta al sexo vaginal para todas las personas involucradas, ya que el esfínter se cierra con fuerza alrededor del pene o del juguete una vez que se introduce en el ano.

En el caso de las mujeres, la penetración anal profunda puede ser la forma más efectiva de estimular el punto G, que se encuentra en la pared anterior de la vagina. Además, si tu pareja es mujer, puede introducirse un dedo o un juguete en la vagina o estimularse el clítoris al tiempo que la penetras por el ano.

Asimismo, los hombres tienen el punto G en la próstata y pueden estimularlo a través de la penetración anal, ya que esta glándula se encuentra en el interior del conducto rectal, a cinco centímetros de profundidad y hacia la parte anterior del cuerpo. Por lo tanto, si se presiona con fuerza en este punto es posible alcanzar el orgasmo.

POSTURAS PARA PRACTICAR SEXO ANAL

Si vas a probar el sexo anal por primera vez, estas son las mejores posturas para empezar.

- En la **postura del perrito**, la persona que recibe sexo anal puede estirar la mano hacia atrás para agarrar el pene o el juguete y así controlar hasta dónde llega la penetración.
- En la **postura de la vaquera**, la persona que penetra puede levantar las rodillas para aguantar un poco el peso de la otra persona, mientras la que está encima desciende y controla la penetración.
- Partiendo de la **postura del misionero**, la persona que recibe el sexo anal puede retorcerse un poco y colocar ambos tobillos sobre los hombros de quien la penetra.

Consejos que puedes poner en práctica

- Si os apetece probarlo, es fundamental que las personas implicadas estéis totalmente excitadas y relajadas antes de empezar.
- Masajea con suavidad o estimula oralmente el ano de tu pareja sin penetrarla. Una vez que lo hayas hecho, puedes pasar a la penetración: empieza despacio y no te metas muy adentro. A algunas personas les gusta que le metan y saquen un dedo o que las estimulen con movimientos giratorios o circulares.
- Lubrica bien el pene, el *strap on* o el juguete e inicia la penetración con delicadeza: introduce solo la punta y déjala dentro un rato sin moverte; a continuación, colabora con los músculos del ano, no luches contra ellos, a medida que te vayan permitiendo entrar. Deja que tu pareja determine cómo de fuertes y profundas deben ser las embestidas.
- Es importante que la persona que recibe la penetración haga fuerza hacia afuera con los músculos anales, porque si los contrae puede hacerse daño.

! El sexo anal puede ser doloroso la primera vez. Si te duele, para y aplica más lubricante o céntrate en otras prácticas para incrementar tu excitación sexual. Si ves que aun así te sigue doliendo, déjalo. También tienes la opción de probar con un kit de entrenamiento (un juego de *plugs* anales de varios tamaños) para ir acostumbrándote y sintiéndote más cómodo o cómoda; empieza por las piezas más pequeñas y ve incrementando el tamaño.

! A algunas personas, les dan asco los restos de caca, así que tal vez deberíamos pararnos un momento a pensar cuál es la función principal del ano y del recto. Si te da reparo algo que es totalmente natural, mejor pasa de esto. Aunque en este contexto resulte habitual pedirle a la otra persona que se haga una lavativa para «limpiarse» antes de mantener relaciones anales, raras veces es necesario y, si se recurre a ellas en exceso, puede ser perjudicial para la salud.

EL *PEGGING*

Por lo general, se denomina *pegging* a la práctica sexual en la que una persona sin pene penetra con ayuda de un juguete con arnés o *strap on* el ano de otra persona que sí tiene miembro.

El *pegging* estimula la próstata y, aparte del placer físico que proporciona, viene genial si lo que quieres es introducir en tus relaciones sexuales una dinámica nueva y divertida. Asimismo, intercambiar los roles tradicionales de persona que penetra y persona que recibe puede ofreceros una perspectiva empoderante y que os pondrá a cien.

Al principio, el *pegging* suele resultarle extraño a las personas con vagina, ya que es posible que las caderas intenten revolverse o rotar de forma instintiva. Céntrate al máximo en el movimiento de penetración: arquea la espalda y aprieta las nalgas cuando empujes hacia delante.

❗ La pared del recto es más fina y más fácil de dañar que la de la vagina, de modo que resulta mucho más sencillo contagiar ITS practicando sexo anal que vaginal. Además, es posible desgarrar la membrana con las uñas, lo que favorece la transmisión de infecciones. Tened sumo cuidado con la higiene y utilizad siempre condón o un guante de látex.

❗ No introduzcas el *strap on* en la vagina después de haber penetrado el ano sin lavarlo antes a conciencia o podrías pasar bacterias de uno al otro lado. Además, ten cuidado si vas a insertar un juguete sexual en el ano porque los objetos pueden quedarse atascados en el conducto rectal. Asegúrate de que el dildo que usas es más ancho en la base y que no tiene bordes irregulares.

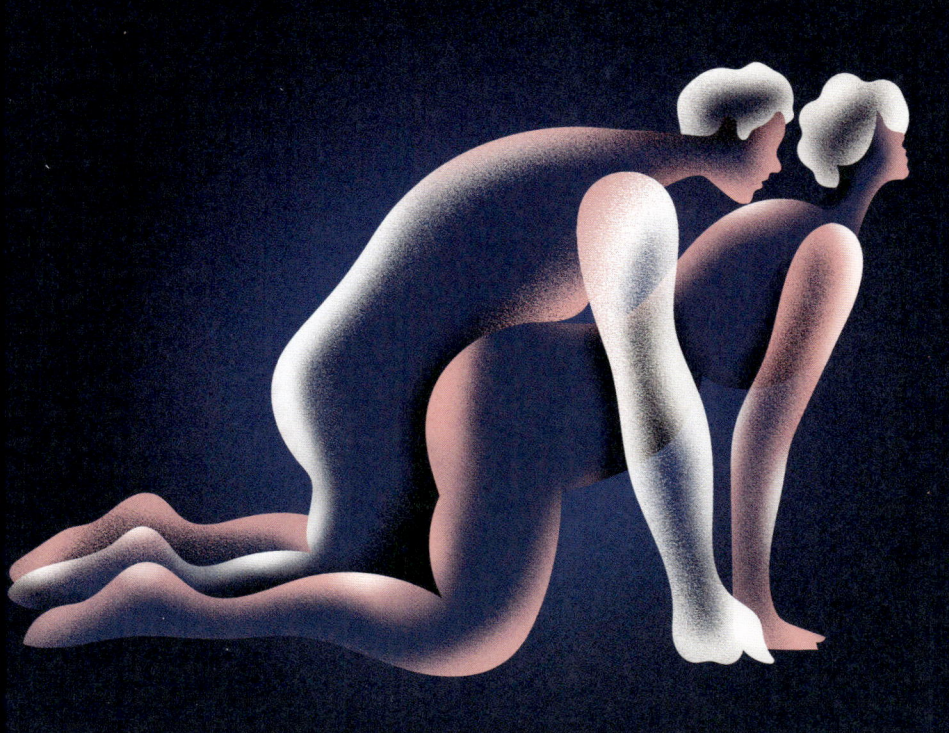

EL *FISTING*

Aunque parezca que el *fisting* es algo que solo se ve en el porno, lo cierto es que también se practica en el mundo real. Hay a quien le encanta la sensación de plenitud que le brinda este acto y a quien le gusta experimentar para ver cuánto les cabe dentro. Además, el *fisting* puede provocar orgasmos de una intensidad increíble.

Con el *fisting* es fundamental tomarse las cosas con calma, y antes de intentarlo por primera vez es recomendable que te vayas acostumbrando a utilizar juguetes en tus relaciones sexuales. Empieza por cosas pequeñas y, poco a poco, ve probando con dildos cada vez más grandes.

ANTES DE INTENTARLO

- Antes de hacer nada, tómate tu tiempo para excitar bien a tu pareja y que así se relaje por completo.
- Vais a necesitar MUCHO lubricante.
- Córtate bien las uñas y límalas para que no rasquen.
- Quítate todos los anillos y las joyas.

! No separes mucho los dedos cuando estés dentro y no hagas movimientos bruscos. Si la persona que está recibiendo la penetración siente dolor, parad de inmediato.

CÓMO SE HACE

El término *fisting* puede llevar a engaño, ya que no consiste en cerrar el puño —como su nombre en inglés indica— e introducirlo por la vagina o el ano. En realidad, la mano debe formar una especie de cono (como si fuese la cabeza alargada de un ganso) juntando los dedos: el índice y el anular se meten debajo del dedo corazón, el meñique se esconde bajo estos tres y el pulgar se pliega al final, de modo que quede entre la palma y la primera falange de los dedos. Cuanto más cerca esté este último de la punta de los dedos, más recto será el ángulo que formes —algo excesivo si sois principiantes—, así que lo mejor es colocarlo lo más atrás posible.

- Al principio inserta solo las puntas de tres dedos y ve introduciendo el resto de la mano muy despacio, rotando poco a poco la muñeca.
- No dejes de aplicar lubricante y ve introduciendo los dedos cada vez más adentro.

LA PENETRACIÓN DOBLE

Por lo general, la penetración doble (PD) es una práctica sexual
que consiste en penetrar a una persona por el ano y por la vagina
de forma simultánea. Asimismo, se suele utilizar el término inglés
spit roast cuando se penetra el ano o la vagina y también la boca,
aunque existen tantísimas variaciones de este acto que resulta
más sencillo decir que la PD se da cuando hablamos
de dos orificios al mismo tiempo.

Además, es posible insertar varios juguetes, dedos o penes en un único
orificio al tiempo que se penetra otra abertura, por lo que no es extraño que
te encuentres con el concepto de penetración triple y cuádruple.

Si te interesa esta práctica, también puedes probar la penetración doble
masturbándote en solitario, ya sea con los dedos o con juguetes, sin necesidad de estar con otra u otras personas.

! Utiliza siempre mucho lubricante, y si vas a introducir un pene y un
   juguete presta especial atención al tipo de producto que empleas.
   Recuerda que los lubricantes que llevan silicona estropean los juguetes que están fabricados con este mismo polímero.

! Si tienes vagina, asegúrate de que no te introduzcan en ella algo con
   lo que te hayan penetrado el ano sin cambiar antes el preservativo o
   sin que el pene o el juguete se haya limpiado a conciencia.

! Si estás practicando sexo con otras personas y te vas a meter algo en
   la boca (ya sea un juguete, un pene o una mordaza de bola) acordad
   palabras de seguridad de antemano.

LA PENETRACIÓN PROFUNDA

La penetración profunda es aquella que llega más adentro, ya sea vaginal o anal.

- Utiliza almohadas o cojines para potenciar las posturas. Si estás haciendo el misionero, coloca una almohada bajo las nalgas de la persona que vaya a recibir la penetración para que la pelvis quede más elevada. Por otro lado, si se encuentra boca abajo, puede ponerse unos cojines debajo del pecho para que la espalda quede arqueada y las caderas hacia arriba, o una almohada debajo de la pelvis para levantarla.

- Si tu pareja está tumbada y tú te montas a horcajadas sobre ella, coloca los pies a la altura de su pecho si os estáis viendo las caras o, si estás en la postura inversa, júntalos dentro de sus piernas, lo más cerca de la ingle que puedas.

- En la postura del misionero, que la persona que recibe la penetración abra bien las piernas, se agarre los tobillos y los doble hacia atrás hasta que queden lo más cerca posible de su cabeza. Para hacerlo hay que tener bastante flexibilidad y te recomendamos que no lo intentes si sufres dolores de espalda baja o problemas de cadera.

- En la postura de la vaquera, la persona que penetra agarra las caderas de su pareja, lo que le permite elevarlas cada vez que empuja hacia arriba y tirar de ellas hacia abajo cuando se deja caer.

! Esta práctica no tiene que doler, así que id despacio y, si sufres endometriosis, problemas de intestino o cualquier otra afección que pueda provocarte dolor, ten especial cuidado y para de inmediato si ves que te duele.

JUGAR CON LOS SENTIDOS

Aunque la vista y el tacto son los sentidos que más se asocian al sexo, lo cierto es que todos ellos (tacto, vista, oído, olfato y gusto) se combinan cuando mantenemos relaciones sexuales, de modo que si estimulamos los cinco al mismo tiempo conseguiremos obtener la máxima satisfacción. Con todo, también podemos privarnos de uno de los sentidos para así potenciar el resto.

EL OÍDO

Como ya hemos mencionado, las orejas son una zona erógena.

- **Gime**, **susurra** o **respira** sin más en la oreja de la otra persona cuando estéis practicando sexo.
- **Exprésate** y no reprimas esos sonidos que te salen de forma natural cuando practicas sexo, otra de las inhibiciones de la que debes deshacerte. Además, que tu pareja escuche lo bien que te lo estás pasando suele ser un chute para su libido.
- **Di guarradas**. Si te da vergüenza, puedes vendarle los ojos a tu pareja.
- Si no te apetece hacer ruiditos o si te distrae el silencio, puedes poner **música** cuando mantengas relaciones sexuales e incluso crear una lista de reproducción especial para poneros a tono.

LA VISTA

- **Observar a tu pareja** es una forma de excitación sexual y contribuye a incrementar la intimidad y confianza. Miraos a los ojos cuando os masajeéis, os laméis u os chupéis los cuerpos.
- **Utiliza espejos.** Practicad sexo delante de un espejo de cuerpo entero. A mucha gente le puede dar reparo esta idea, pero está demostrado que potencia la autoestima y que viene muy bien para dar rienda suelta a tu lado más exhibicionista. La estimulación visual es, al igual que el tacto, una forma de excitación sexual. Verte mientras practicas sexo te pondrá más caliente y te mostrará tu fortaleza, sensualidad y atractivo en todo su esplendor. Además, mantener relaciones sexuales delante de un espejo te brinda una nueva perspectiva de tu cuerpo y del de tu pareja: ponte frente al espejo mientras te da por detrás y miraos a los ojos o, si os apetece, podéis giraros para poder ver a la otra persona reflejada.

¿LUZ ENCENDIDA O APAGADA?

¿Te gusta practicar sexo con la luz encendida o apagada? ¿O tal vez prefieres un término medio? Si te da vergüenza mantener relaciones a menos que esté totalmente oscuro, quizá sea el momento de analizar qué es lo que te ocurre a nivel emocional. Las relaciones sexuales positivas y sanas se cimentan sobre la confianza y el aprecio, por lo que te animamos a que te familiarices con tu cuerpo, aprendas a quererlo y destierres de tu mente esas concepciones de físicos ideales o normales porque no existen.

Lo ideal es que te sientas siempre a gusto, así que reflexiona acerca de la iluminación y coméntale a tu pareja lo que te preocupa. Si te da reparo que haya mucha luz, pero al mismo tiempo quieres disfrutar de un ambiente íntimo en el que puedas ver a tu pareja, crea zonas de luz suave algo apartadas de la cama que iluminen lo justo como para miraros bien a los ojos. Prueba a usar velas o ponle bombillas de color rosa tenue, rojo o incluso negro a una de tus lámparas.

VENDARSE LOS OJOS

Al privar a tu pareja del sentido de la vista conseguirás incrementar su sensibilidad al tacto. Si llevas ya un tiempo con tu pareja, mantener relaciones sexuales con un puntito de anonimato de vez en cuando puede darle más emoción al sexo y crear una ilusión de peligro que os ayudará a deshaceros de inhibiciones que ni sabíais que teníais. Explorad el cuerpo de la otra persona únicamente a través del tacto o, si lo preferís, podéis ir guiándoos con la voz.

- Ve despacio y que no paren las sorpresas. Experimenta con diferentes sensaciones —textura, temperatura, presión— en diversas partes del cuerpo. Acaríciale la piel con los pezones o los genitales.
- Averigua qué partes son más sensibles a cada estímulo misterioso; haz que tenga que adivinar qué le estás haciendo.

EL OLFATO

Las feromonas, o «sustancias químicas del amor», son las que utilizan los seres vivos para comunicarse y las que, sobre todo en el reino animal, desempeñan un papel importante a la hora de encontrar pareja. Las feromonas se encuentran en fluidos corporales como el flujo vaginal, el semen, el sudor, la orina y la leche materna, y pueden ayudarnos a atraer a otras personas.

Con todo, en el sexo no solo intervienen las feromonas; nuestro olor corporal tiene un atractivo increíble para nuestras parejas sexuales y, a menos que apestes de forma objetiva (algo que no es muy común) o huelas a rancio, te recomendamos que no intentes ocultarlo. Aunque el olor de cada persona es distinto, el de la gran mayoría puede definirse como almizclado, ligeramente agrio, un pelín dulzón o incluso animal. Si te apetece jugar con los olores, puedes probar con aceites esenciales, lociones o zumos de fragancias conocidas por sus propiedades afrodisíacas o por incrementar la potencia sexual.

- **El jazmín, el *ylang-ylang*, la vainilla, la fresa y la canela** son conocidos por sus efectos afrodisíacos.
- **El *ylang-ylang*, el sándalo, la lavanda y la esclarea** pueden potenciar la excitación sexual femenina y hacer que las mujeres experimenten orgasmos más intensos.
- **El *ginseng*, la rosa, la lavanda y el clavo** pueden potenciar la libido masculina, incrementar el flujo sanguíneo y la circulación del pene y contrarrestar la disfunción eréctil.

EL GUSTO

Aunque volveremos a tratar este tema en la sección de «Sexo y comida», queremos aprovechar esta oportunidad para incidir en algo tan natural como es el cuerpo y su sabor. Al igual que sucede con el olor, te animamos a que no intentes ocultar las secreciones de tu cuerpo.

- Los **fluidos vaginales** —así como los labios y la vulva— pueden tener un sabor dulce, salado, ligeramente agrio o un pelín ácido, y este puede cambiar a lo largo del ciclo menstrual o en función de la sudoración. Todos estos sabores son normales, indican salud y no tienen nada de malo: en su estado natural las vaginas no huelen a rosas.
- El **semen** suele saber ligeramente salado o metálico, con un toque fresco que recuerda al pepino o a cloro suave.
- Un **ano** aseado, al igual que los fluidos y las secreciones de un recto limpio, tendrá un olor «caliente» y un pelín almizclado. No obstante, por mucho que te empeñes en lavarte, siempre cabe la posibilidad de que el recto huela a heces (o que contenga restos de excrementos), lo cual es de lo más normal. Si a ti o a tu pareja no os convence este argumento, entonces puede que el sexo anal no sea vuestro rollo.
- Existen pruebas anecdóticas que indican que alimentos como la piña, el mango y los espárragos pueden hacer que el semen y los fluidos vaginales sepan más dulces, y que especias como el comino, la cúrcuma y el ajo pueden alterar su sabor.

EL SEXO Y LA COMIDA

El órgano sexual más importante del cuerpo es el cerebro y, en lo que a afrodisíacos respecta, que no te quepa la menor duda de que sus efectos son casi siempre psicológicos.

- La comida puede ser un gran afrodisíaco, así que sírvela de la forma más sensual que se te ocurra.
- Tomad comida de los labios de la otra persona y bebed de vuestra piel. La forma en la que comes puede sugerir lo que más tarde le harás a tu pareja con la boca y los dedos.
- El **chocolate negro** estimula el cerebro y hace que produzca serotonina y feniletilamina. Esta última es una sustancia parecida a una hormona que produce esa sensación de euforia y vértigo que sentimos cuando nos enamoramos, mientras que la serotonina es la sustancia química social que nos pone de buen humor y que potencia la seguridad y la autoestima.
- A un **cuerpo desnudo** le sientan muy bien los alimentos que **chorrean, se espachurran, se bambolean o se deshacen**. Prueba con **sirope de chocolate**, *mousse*, **helado, miel, melaza** o **fresas**. En concreto, el chocolate y la miel despiertan los cinco sentidos y ponen tu cuerpo a punto para practicar sexo. Extiéndelos por los pezones, los dedos de los pies, los lóbulos de las orejas o la parte posterior de las rodillas, o deja que te chorreen en el ombligo, sobre los testículos o por la cara interna del muslo.

! El azúcar puede provocar candidiasis, así que evita que entre en contacto con la vagina, los labios menores, el glande o la abertura de la uretra.

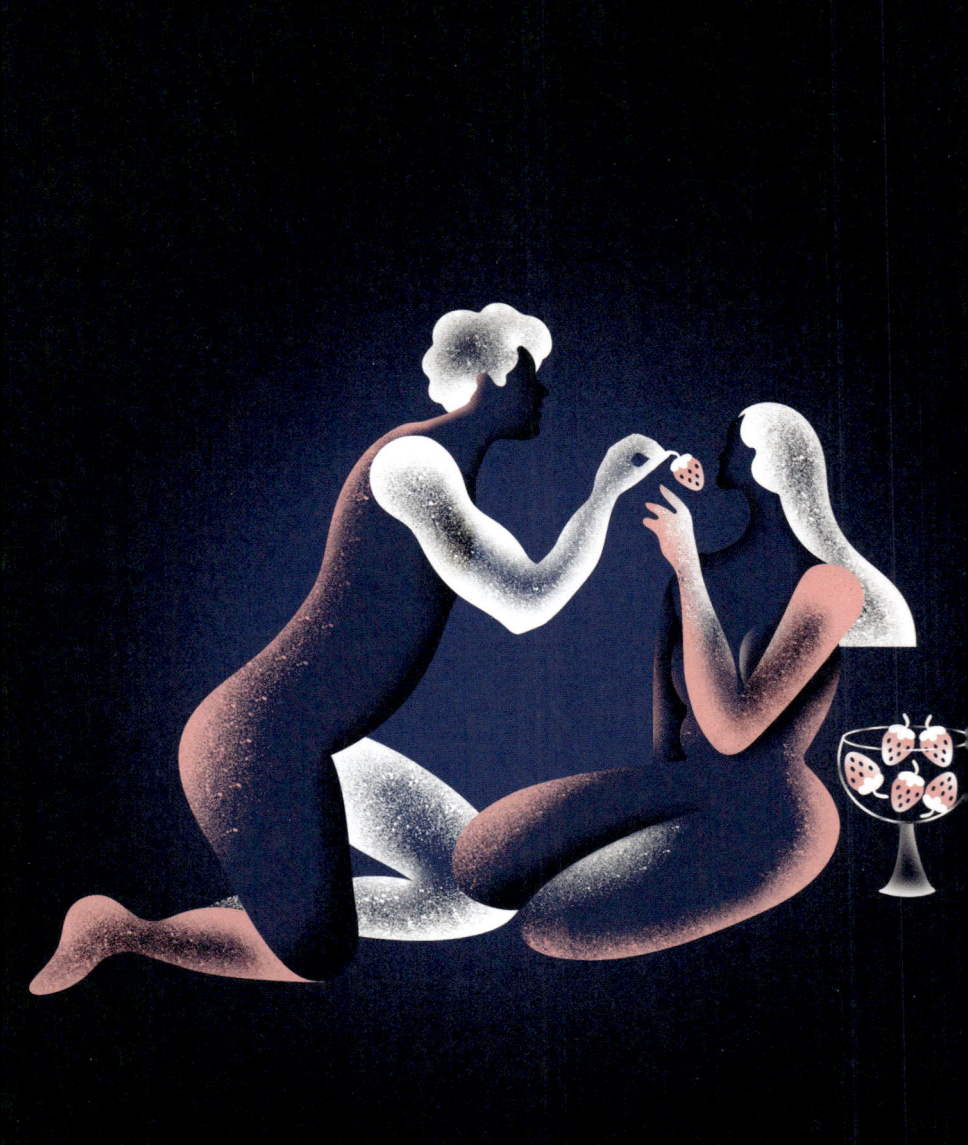

PRÁCTICAS SEXUALES
CON COMIDA *(FOOD PLAY)*

- El *nyotaimori* es probablemente uno de los juegos eróticos con comida más conocidos. Consiste en servir *sushi* o *sashimi* sobre un cuerpo femenino, aunque también cuenta con un equivalente masculino, llamado *nantaimori*. No obstante, si no te va el *sushi*, puedes adaptarlo a tus comidas favoritas. Deja bien claro que los alimentos deben comerse sin usar los dedos, solo valen los labios y la lengua.

- Puede resultar tentador utilizar hortalizas como el **pepino**, el **maíz** o los **tubérculos**, o frutas como el plátano, como si fueran juguetes sexuales; sin embargo, al igual que ocurre con el azúcar, pueden ocasionar infecciones y afectar al pH de la vagina. Si te apetece probar la penetración con alimentos, utiliza siempre preservativo.

- Si te apetece algo un poco más atrevido, prueba el *figging*. Esta práctica consiste en insertar un trozo de jengibre, crudo y pelado, en el ano o en la vagina, lo que provoca una sensación de cosquilleo y quemazón que vuelve locas a algunas personas.

! Si vas a hacer *figging* anal, corta el jengibre en forma de *plug* o de tapón para que no se meta muy adentro y se pierda.

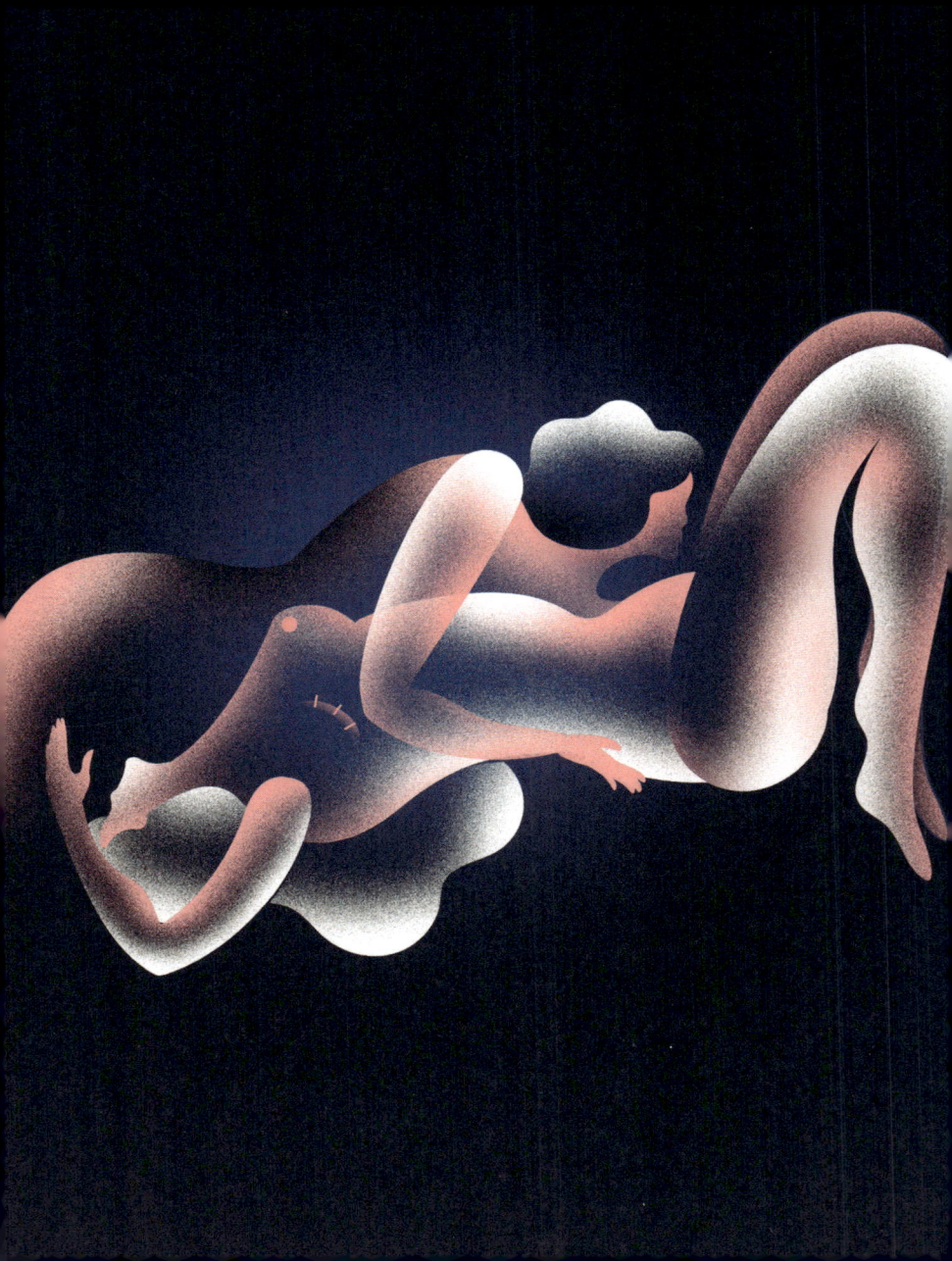

LOS ORGASMOS

Lo primero que te tiene que quedar claro es que no tienes por qué experimentar un orgasmo o correrte para disfrutar del sexo. Las prácticas sexuales pueden ser placenteras —y, efectivamente, lo son— sin llegar al clímax.

Obviamente, esta afirmación tiene muchos matices y lo primero que deberás hacer es reflexionar acerca de qué significa para ti y para tu pareja el sexo. La presión de tener que «dar la talla» o de mostrar una «satisfacción plena» es un constructo artificial. A muchas personas nos inculcaron que el sexo es un acto biológico diseñado exclusivamente para tener descendencia y en absoluto para sentir placer. Ah, ¿sí? ¿Y entonces cuál es el sentido del orgasmo femenino? ¿Por qué es disfrutable el sexo anal? ¿Por qué negarte el goce de montártelo con un dildo?

Siempre va a haber ocasiones, da igual lo calientes que estemos, en las que no podamos o no queramos llegar al orgasmo, y esto no significa que lo hayamos hecho mal ni que estemos decepcionando a nadie. Si no tienes un orgasmo y no te supone ningún problema, pues perfecto; si tu pareja no llega al clímax y le parece estupendo, pues genial también.

Dicho esto, si lo que quieres es alcanzar el orgasmo, o quieres que tu pareja lo haga, a continuación te ofrecemos unos cuantos consejos.

CÓMO HACER QUE DURE

LA FELICIDAD TÁNTRICA
Y EL CONTROL DEL ORGASMO

Perfeccionar el arte del sexo tántrico exige años de práctica; sin embargo, puedes introducir algunas de sus técnicas en tu vida sexual para así aportar variedad, intensificar los orgasmos y conseguir que tus relaciones duren más.

En realidad, el sexo tántrico consiste en una serie de técnicas que buscan establecer una conexión absoluta entre cuerpo y mente. El fin último es ralentizar el sexo y disfrutarlo durante más tiempo, y no centrarse exclusivamente en el orgasmo. Por lo tanto, podríamos considerarlas relaciones sexuales en las que se practica la atención plena o *mindfulness*.

La gente experta en este arte recurre a disciplinas como el yoga y la meditación; sin embargo, como tú todavía eres principiante, **los puntos clave que debes recordar son los siguientes: tomarte las cosas con calma, parar antes de llegar al clímax y mirar a tu pareja a los ojos;** reglas que, probablemente, te resulten mucho más difíciles de respetar de lo que piensas.

El **control del orgasmo**, o ***edging***, como se conoce en inglés, consiste en emplearse a fondo para alcanzar el orgasmo y, cuando se está a punto de llegar al clímax, parar, cesar todo tipo de estimulación para que la sensación desaparezca y, a continuación, comenzar de nuevo.

CONSEJOS TÁNTRICOS PARA RALENTIZAR EL SEXO CON PENETRACIÓN

- Utiliza lubricante en grandes cantidades para que haya menos fricción, porque el roce es lo que te estimula.
- Empieza sentándote en el suelo con tu pareja a horcajadas sobre tu regazo. En lugar de que sea ella la que se mueva de arriba abajo, lo que vais a hacer es abrazaros y, de vez en cuando, meceros de delante atrás. Concentraos en el ojo izquierdo de la otra persona: ¿qué es lo que ocurre? Probad a ver cuánto tiempo podéis aguantar así.
- No cojas un ritmo desbocado. Varía las embestidas o los saltos; vete alternando entre movimientos lentos y profundos y otros rápidos y superficiales.
- Deja de moverte, de mecerte o de restregarte; quédate inmóvil, aguanta en esa postura y respira hondo y de forma regular, desde el vientre y no desde el pecho. Concéntrate en la respiración hasta que la sensación de urgencia haya pasado.
- Quédate inmóvil, relaja los músculos genitales y anales y presiona la lengua contra el paladar, justo detrás de los dientes. Concéntrate en el contacto de la lengua con la boca hasta que la sensación de que estás a punto de alcanzar el clímax remita.
- El truco está en la variedad: cambia cada vez que tengas la sensación de que vas a perder el control.
- La técnica de parada y arranque, como su nombre indica, consiste en detenerte cada vez que alcances un pico de excitación sexual y sientas que vas a perder el control y, sin salir de dentro de tu pareja, quedarte inmóvil hasta que notes que remite la urgencia y puedas empezar de nuevo.

- A medida que te aproximas al orgasmo, los testículos se elevan y contraen con fuerza bajo el pene. Para frenar el ritmo, detén las embestidas, no te muevas y, con delicadeza, presiona los testículos hacia abajo con la palma de la mano para que no suban; si lo prefieres, puedes decirle a tu pareja que lo haga. Espera un rato antes de empezar de nuevo.
- Evita sacar mucho el pene para no estimular el prepucio cuando lo introduzcas de nuevo. A continuación, combina estos dos movimientos: prueba a introducir el pene lentamente, hacia abajo y bien adentro y sácalo rápido, impulsándote hacia arriba cuando lo hagas. Si estás encima de tu pareja, de esta forma estimularás la parte anterior de la vagina o del recto, que es la más sensible.
- Saca un poco el pene, para que solo quede el glande dentro de la vagina o del ano. Mantente así hasta que la urgencia haya remitido y vuelve a introducirlo despacito.
- Si ves que te excitas demasiado, saca el pene y dale placer oral a tu pareja. No te preocupes si se te queda blando un rato, ya que al ver cómo tu pareja se pone cada vez más cachonda volverás a estar a tope en nada.

RESPIRA

Es posible intensificar los orgasmos trabajando la respiración. Un minuto antes de llegar al clímax, empieza a respirar más lento, de forma que alargues cada inspiración y cada espiración unos cuatro o cinco segundos. Asimismo, contrae los músculos del suelo pélvico a medida que vayas ralentizando la respiración.

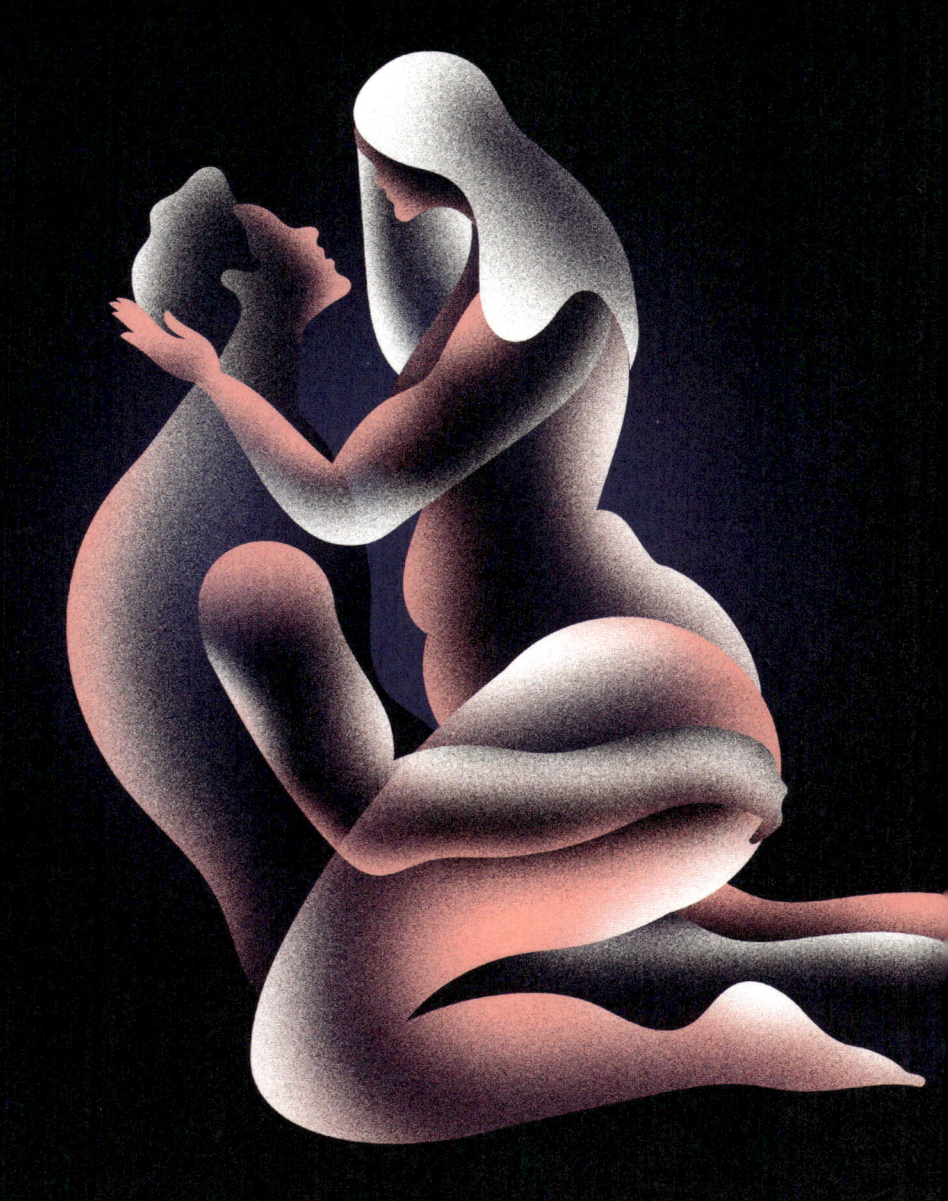

INCREMENTAR LA VELOCIDAD

- Ponerse encima es una forma estupenda de llegar al orgasmo, ya que te permite marcar el ritmo. Colócate del revés, mirando hacia los pies de tu pareja, para sentir la presión del pene en la pared anterior de la vagina o del recto y que así la penetración sea más profunda.

- Prueba con una postura en la que la persona que recibe la penetración se ponga encima: colócate de forma que estés mirando a tu pareja a la cara y túmbate sobre su pecho; tendrás que ponerle mucho brío cuando arrastres el cuerpo hacia arriba. Contrae los músculos vaginales o anales y tironea bien del pene o del juguete como si estuvieras usando la mano; a continuación, muévete hacia abajo con un movimiento circular y luego arrástrate bien hacia arriba de nuevo. Esta es una técnica con la que disfrutaréis un montón tanto tú como tu pareja.

CORRERSE A LA VEZ

Hay quien afirma que experimentar un orgasmo simultáneo es lo mejor que le ha pasado en la vida; con todo, a otras personas les parece una situación un tanto desconcertante, ya que el placer del clímax de tu pareja se pierde en la explosión del tuyo propio y al final te quedas sin saber muy bien lo que acaba de ocurrir. Aunque no te pierdas nada si no llegas a vivir esta experiencia, lo cierto es que puedes pasártelo genial experimentando con la coordinación del placer, dado que es una forma estupenda de conocer mejor las respuestas sexuales de tu pareja y de prolongar vuestras relaciones sexuales.

CONSEJOS PARA LOS ORGASMOS FEMENINOS

En las relaciones formadas por un hombre y una mujer, parte de
la dificultad de sincronizar el clímax radica en que el orgasmo
femenino tiende a ser una respuesta sexual más lenta y compleja
que el masculino.

Si bien todos los orgasmos son iguales, las personas que tienen vagina y
clítoris afirman que las sensaciones son distintas en función de si el clímax
se alcanza por medio de la masturbación o de la penetración. Los orgasmos
masturbatorios, aquellos que experimentan las personas que aprenden a
correrse mediante la masturbación, ya sea en solitario o con otra persona,
suelen proporcionar un placer más intenso. Quienes alcanzan el orgasmo
de esta forma conocen la tensión aguda del clítoris, esa sensación intensa,
repentina y voluptuosa que se descompone en múltiples contracciones del
tejido que rodea la zona.

Un pequeño porcentaje de mujeres (sobre un veinte por ciento, según
la sexóloga e investigadora Shere Hite), quienes también alcanzan el orgasmo con un pene dentro de la vagina, lo describen como una experiencia
muy distinta. Por mucho que Freud afirmara que los orgasmos que se experimentan a través del coito son superiores a los que se alcanzan sin penetración, la mayoría de las mujeres que participaron en una encuesta reali-
zada por Shere Hite afirmaron que eran menos intensos. Mientras que el
orgasmo masturbatorio proporciona una sensación fuerte, dulce y que se
propaga como una onda —la cumbre de la sensibilidad—, el que se alcanza
con la penetración es como el impacto de una explosión distante, potente,
pero un tanto amortiguado.

Los orgasmos provocados por la acción de los dedos o de la lengua de
otra persona, así como mediante la masturbación, son probablemente más
intensos porque la estimulación está mucho más localizada y se guía en
mayor medida por la sensibilidad.

Asimismo, alcanzar el orgasmo durante la penetración no suele ser lo
habitual para la mayoría de las mujeres, ya que el movimiento del pene

puede estimular el clítoris solo de pasada —y eso con suerte—, en función de la postura de la pareja. El orgasmo que se experimenta durante el coito puede ser más difuso porque el pene o el juguete hace que la atención deje de centrarse exclusivamente en el clítoris y se extienda a toda la parte inferior del cuerpo, y, dado que la vagina está ocupada, la sensación acaba siendo bastante amortiguada.

- Siéntate en el regazo de tu pareja, dándole la espalda. A continuación, mientras os movéis con fuerza de delante atrás, que tu pareja te abra los labios vaginales con una mano y te estimule la zona alrededor del clítoris con los dedos de la otra; esta práctica te proporcionará una sensación como de estar a punto de estallar que no experimentarías si te tocaran el clítoris directamente.

LA ESTIMULACIÓN CLITORIANA

Algunas posturas diseñadas para el sexo con penetración estimulan el clítoris y los labios vaginales.

- La persona que penetra se sienta al borde de la cama y la otra se pone a horcajadas sobre ella, con los pies o las rodillas sobre el colchón. De este modo, puede hacer fuerza, restregarse contra su pareja y moverse de arriba abajo o de delante atrás.
- Ponte en la postura de la vaquera, pero muévete de delante atrás. Mécete despacio y restriégate con fuerza contra el cuerpo de tu pareja.
- Hay muchas posturas en las que la persona que penetra puede «menear» o rotar las caderas en lugar de empujar hacia delante.
- Después de correrse, mucha gente tiene el clítoris demasiado sensible y prefiere dejar de tocarlo. Pregúntale qué prefiere, ya que este suele ser el mejor momento para la penetración.

EL *SQUIRTING*
Y LA EYACULACIÓN FEMENINA

El *squirting* es un concepto que se ha dado a conocer al público general con cuentagotas (bueno, más bien a chorro) a través del porno, aunque mucha gente todavía no tiene nada claro en qué consiste o si es algo que todo el mundo puede hacer.

Lo primero que hay que aclarar es que el *squirting* no es sinónimo de eyaculación femenina, por mucho que los dos términos se suelan utilizar indistintamente.

La **eyaculación femenina** consiste en el líquido blanquecino y algo espeso que acompaña al orgasmo de algunas mujeres. La cantidad que se segrega de esta sustancia depende de la persona, aunque en raras ocasiones llega a ser tanta como para empapar las sábanas.

En cambio, el ***squirting*** consiste en expulsar de repente una cantidad bastante mayor de un líquido que suele ser transparente y aguado. A pesar de todos los estudios que se han llevado a cabo, la comunidad científica no consigue ponerse del todo de acuerdo en la naturaleza de dicha sustancia, de modo que si lo único que quieres saber es si se trata o no de pis, sentimos no poder darte una respuesta. Eso sí, el fluido suele contener algo de orina y se sabe a ciencia cierta que este procede de la vejiga; no obstante, la composición química no se parece en nada a la del pis y ni sabe ni huele como este.

Aunque el *squirting* no está necesariamente vinculado al orgasmo, lo cierto es que solo se produce cuando hay una excitación sexual intensa. Algunas personas expulsan este líquido sin experimentar un orgasmo (incluso hasta varias veces) y otras lo hacen durante el clímax sexual. En lo que respecta a si es algo que pueda pasarle a cualquier persona que tenga vagina y vulva, no se ha llegado a ninguna conclusión: hay quien defiende la problemática teoría de que todo el mundo puede conseguirlo «si su pareja sabe lo que hace», mientras que, en el mundo real, son muchas las personas con parejas que dominan el sexo a la perfección que nunca han experimentado el *squirting*.

PRUÉBALO

Recuerda siempre que el *squirting* no es sinónimo de excitación femenina suprema, y que, al igual que ocurre con la mayoría de las cosas en la vida, obligarse a probar algo solo porque hay que hacerlo raras veces es disfrutable. Por lo tanto, si quieres intentarlo, que el placer sea lo primero, ya que lo fundamental en esta práctica es excitar de forma intensa el punto G, con la ayuda de la estimulación clitoriana.

- Cuando tu pareja esté totalmente excitada, que se siente en el borde de la cama, con las piernas abiertas y con los pies y el culo apoyados en el colchón. Lo siguiente que debe hacer es reclinarse un poco hacia atrás o tumbarse del todo; la comodidad es esencial.
- Empieza a estimular el punto G de tu pareja con dos dedos o con un juguete (un dildo especial para esta zona sería lo ideal), primero con suavidad y luego aplicando más fuerza e incrementando la velocidad. Algunas personas prefieren un ritmo constante y muy enérgico, ya que afirman que así es mucho más probable hacer *squirting*.
- Chúpale el clítoris o masajéalo con la otra mano sin dejar de estimular el punto G.
- Mucha gente dice sentir unas ganas repentinas de hacer pis justo antes del *squirting* y la persona que estimula, por lo general, puede notar cuándo su pareja está llegando al clímax. Cuando veas que se acerca el momento, saca el juguete o los dedos rápido o muévelos hacia abajo y apártalos de la pared delantera de la vagina para no comprimir los conductos y que el chorro de fluido pueda salir disparado.

LOS ORGASMOS CERVICALES

Algunas mujeres pueden experimentar orgasmos cervicales y afirman que son más intensos que los clitorianos o los labiales.

- El cérvix o cuello uterino es la protuberancia carnosa que se encuentra al final de la vagina. Tanto su posición como lo que notas cuando lo tocas varía en función de la excitación y también a lo largo del ciclo menstrual. En ocasiones te parecerá que está blando, abierto y más cerca de la abertura vaginal, mientras que otras lo notarás más duro, cerrado y se retraerá más hacia el fondo.

- El cérvix puede ser muy sensible y hay a quien le resulta incómodo o doloroso cualquier tipo de contacto con el cuello uterino, así que lo mejor es que lo explore primero la propia persona.

- En ocasiones podrás llegar con los dedos al cérvix, aunque suele ser más cómodo utilizar un juguete largo y fino para tantear los bordes y presionar el cuello uterino. Puedes ejercer la presión que consideres adecuada: la abertura es diminuta, así que no tengas miedo porque no vas a penetrarla.

- Da vueltas y vueltas con movimientos circulares y detente de vez en cuando para hacer presión contra los laterales. Pasa el juguete por encima del cérvix con golpecitos rápidos o haz movimientos pulsantes contra la abertura.

UNA Y OTRA VEZ

Los conceptos de orgasmo múltiple y de orgasmos sucesivos —vaginales y clitorianos, por ejemplo— han dado pie a una gran confusión y son los culpables de que mucha gente se plantee si sus respuestas sexuales son las adecuadas. No obstante, estas son cuestiones por las que nunca deberías preocuparte.

Dado que los orgasmos se producen en oleadas, hay gente que ni siquiera sabe a ciencia cierta si tiene uno o varios. Se considera múltiple cuando se experimentan varios orgasmos en cadena, uno justo después del anterior; mientras que los orgasmos sucesivos se dan cuando entre un clímax y otro hay un espacio de unos minutos. Por lo visto, llegar a un orgasmo múltiple de verdad es rarísimo, aunque muchas mujeres sí que son capaces de experimentar varios en sucesión.

Por mucho que una persona sea capaz de experimentar seis orgasmos seguidos, esto no quiere decir que necesite o que quiera tener tantos. Según Shere Hite, aproximadamente el noventa por ciento de las personas que llegan al clímax se sienten plenamente satisfechas con un único orgasmo. Además, a mucha gente se le queda el clítoris hipersensible y si lo sigue estimulando puede ocasionarle molestias e incluso provocarle dolor.

LA EYACULACIÓN PRECOZ

La eyaculación precoz es un fenómeno muy común cuyo origen puede deberse a un trauma, al estrés, a la ansiedad, a la disfunción eréctil, a problemas genéticos y de salud, a dificultades en la relación y a infinidad de razones más. Asimismo, el consumo de alcohol y drogas puede exacerbar esta disfunción.

En este caso, al igual que en todos los demás, lo primordial es que hables con tu pareja y te asegures de que esté cómoda en todo momento. La eyaculación precoz no debería ser, bajo ninguna circunstancia, motivo de humillación, miedo o vergüenza (aunque, inevitablemente, suele verse como tal).

Existen muchas técnicas que pueden hacer que los hombres duren más y retrasen la eyaculación, aunque si quieres recurrir a ellas te recomendamos que analices también cuál puede ser la causa del problema, ya que el simple hecho de llegar a comprender qué es lo que falla suele ser un alivio a su manera. Por poner un ejemplo, el miedo a la intimidad puede incrementar las posibilidades de sufrir eyaculación precoz. Mantener una relación estrecha con alguien siempre conlleva el riesgo de perderla algún día y de tener que lidiar con el dolor insoportable que esto supone; por lo tanto, de forma inconsciente, cabe la posibilidad de que un hombre que se quita el sexo rápidamente de encima tan solo esté intentando protegerse para no involucrarse demasiado a nivel emocional.

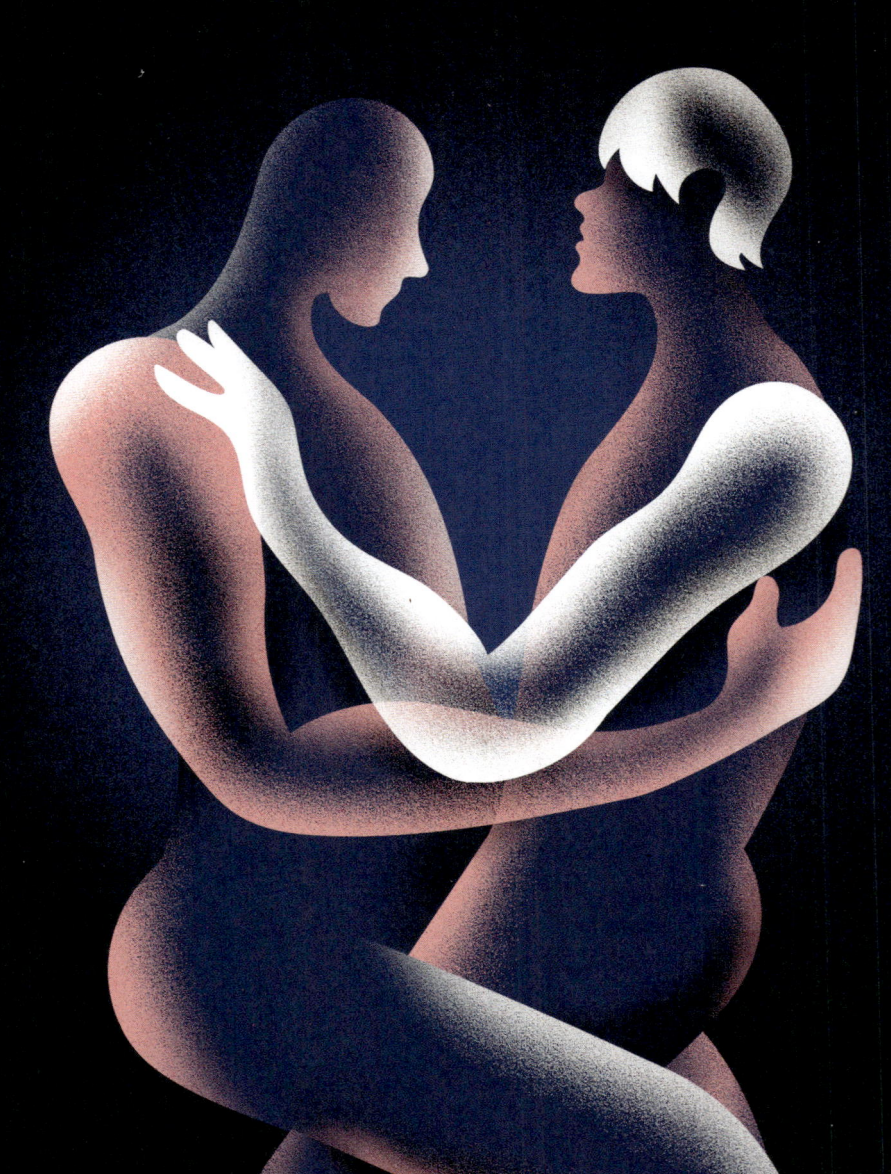

LA TÉCNICA DE PARADA Y ARRANQUE PARA RETRASAR LA EYACULACIÓN

El objetivo de estos ejercicios es que aprendas cómo parar antes de llegar al punto en el que la eyaculación parece inevitable y mantenerte ahí el máximo tiempo posible.

Consejos para practicar en solitario

Estos consejos pueden ayudarte a desarrollar y entrenar la sensación de autocontrol:

> **Paso uno:** mastúrbate con la mano seca. No fantasees y concéntrate en la sensación de tu pene; deja que el placer se vaya incrementando y para en cuanto sientas que estás a punto de perder el control. Relájate un rato, sin pensar en nada sexual, hasta que hayan pasado las ganas de eyacular, y empieza de nuevo. Sigue este mismo patrón de parada y arranque durante unos quince minutos sin llegar al orgasmo. Es posible que al principio no lo consigas, pero no desistas; ya verás cómo, a medida que vayas cogiendo práctica, tendrás que parar con menos frecuencia. Cuando hayas conseguido completar tres sesiones de quince minutos tres veces seguidas, pasa al siguiente punto.

> **Paso dos:** mastúrbate con lubricación para potenciar las sensaciones y hacer que retrasar el momento del clímax sea más complicado. Haz lo mismo que en el primer paso hasta que hayas completado tres sesiones individuales seguidas.

> **Paso tres:** como a estas alturas ya habrás adquirido bastante control, ahora te toca masturbarte con la mano seca durante quince minutos sin eyacular; céntrate en tu pene y no des rienda suelta a tus fantasías. Cuando notes que empiezas a excitarte a niveles peligrosos, no te detengas; cambia el ritmo o modifica los movimientos de forma que las ganas de eyacular desaparezcan. Experimenta para ver qué movimientos te excitan más y cuáles te permiten ejercer mayor control; practica este paso hasta que hayas conseguido completar tres sesiones consecutivas.

Ahora con tu pareja

> **Paso cuatro:** túmbate de espaldas y dile a tu pareja que te masturbe con la mano seca, como en el paso uno. Concéntrate en las sensaciones de tu pene y pídele que pare cada vez que te excites demasiado antes de que acabe el tiempo. Intenta completar tres sesiones consecutivas de quince minutos cada una.

> **Paso cinco:** debes hacer lo mismo que en el punto anterior, solo que en este caso tu pareja debe utilizar lubricante cuando te masturbe. Verás que ahora es mucho más complicado controlar la eyaculación y es posible que tengas que pedirle que pare con más frecuencia. Cuando hayas dominado tres sesiones consecutivas de quince minutos, habrá llegado el momento de que apliques la técnica de parada y arranque durante el coito.

> **Paso seis:** la mejor postura para retrasar la eyaculación es con tu pareja encima. Cuando estés dentro de ella, pídele que se mueva con suavidad; ponle las manos en las caderas para hacerle saber cuándo quieres que pare y cuándo debe empezar de nuevo. Al igual que con los anteriores ejercicios, intenta aguantar quince minutos; no te preocupes si ves que

no eres capaz, porque puedes intentarlo de nuevo cuando recuperes la erección y esta vez es probable que tengas más control. Durante el coito piensa solo en ti; podrás dedicarle toda tu atención a tu pareja y provocarle un orgasmo antes o después del ejercicio, estimulándola de forma oral o manual.

LA TÉCNICA DEL APRETÓN PARA RETRASAR LA EYACULACIÓN

La técnica del apretón tiene como objetivo que la erección remita y puedes recurrir a ella siempre que estés a punto de eyacular.

> Tu pareja es la que aprieta, para lo que tendrá que agarrarte el pene con firmeza y presionar el frenillo con el pulgar; este se encuentra en el lado inferior del pene, justo donde el prepucio se une al cuerpo. Al mismo tiempo, debe apretar la cara opuesta del falo con el índice y cerrar los demás dedos alrededor del cuerpo del pene.

• Es importante que te apriete el pene con bastante fuerza y que no mueva la mano mientras presiona, ya que si lo estruja con demasiada suavidad cabe la posibilidad de que eyacules de inmediato.

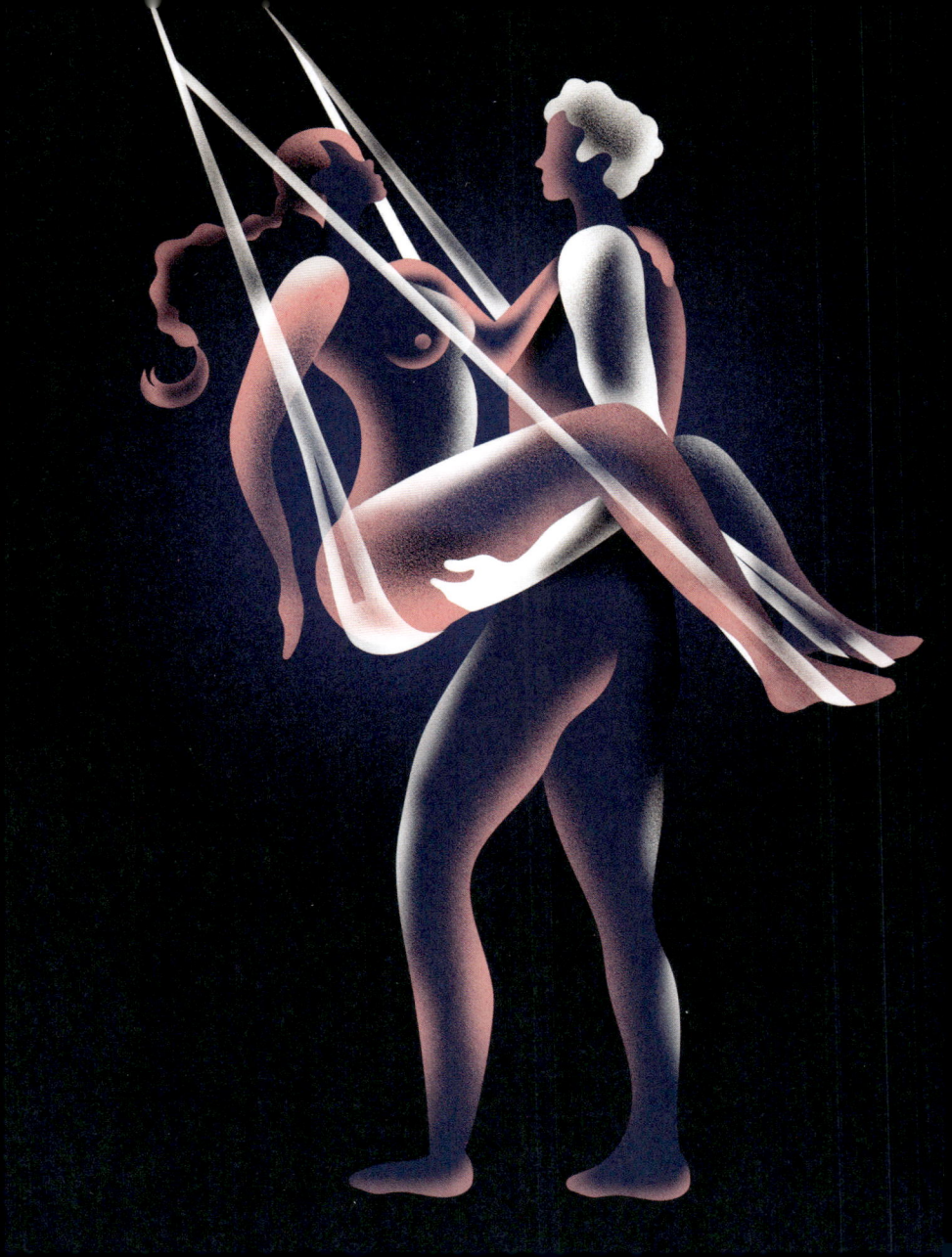

LA VARIEDAD

Probar juegos eróticos con tu pareja es una manera estupenda
de volver a darle ese puntito de diversión, que tantas veces se
pierde, a vuestra vida sexual. Disfrutar de juegos de rol, compartir
e interpretar vuestras fantasías, así como utilizar juguetes para
excitaros puede ayudaros a descubrir nuevas facetas y a aportar
variedad a vuestra relación. Además, si planeáis las actividades
de antemano incrementaréis las ganas y la emoción: cada cierto
tiempo, elegid un día y dedicadlo exclusivamente a probar algo
nuevo; turnaos para decidir el menú de cada sesión; en definitiva,
haced que los preparativos sean parte de la diversión.

MÁS ALLÁ DEL DORMITORIO

Tener ganas de practicar sexo en cualquier momento o lugar es garantía de
aventura y espontaneidad; no obstante, no todo el mundo siente ese deseo
o, si lo tiene, puede estar reprimido por las preocupaciones o por la falta de
inspiración; además, en el caso de algunas personas, el deseo desaparece a
medida que la relación evoluciona. Para que tu vida sexual siga siendo tan
divertida y emocionante como el primer día, no te limites a practicar sexo
en el dormitorio y prueba a hacerlo en el baño, al aire libre e incluso, en
secreto, en lugares públicos.

El sexo al aire libre tiene una carga erótica alucinante: ningún otro acto
te hará sentir tan desnudo, tan espontáneo o tan natural; tiene la capacidad
de ponerte en contacto con los ritmos de la naturaleza y te brinda una vulnerabilidad exquisita, ya que la posibilidad de que alguien te descubra es
parte de la emoción. Dicho esto, recuerda que hay países en los que, si te
pillan, podrían acusarte de delito sexual, así que te recomendamos que
practiques sexo al aire libre solo en aquellos lugares y momentos en los
que consideres que vayas a tener cierto nivel de privacidad.

EL SEXO BAJO EL AGUA

El baño proporciona un entorno que invita a practicar sexo, además de ser uno de los mejores lugares para masturbarse, ya que el calor del agua incrementa el flujo sanguíneo y los chorros de la ducha estimulan las terminaciones nerviosas de todo el cuerpo.

COSAS QUE PUEDES HACER EN LA DUCHA

- **Observa a tu pareja** mientras se masturba. Siéntate en una silla y déjate cautivar por el espectáculo que te está dedicando mientras se ducha; mírala cuando se corra.
- **Masaje con agua:** dale a tu pareja un masaje con el agua a toda potencia y a una temperatura agradable. La alcachofa de la ducha viene genial para masajear y hay a quien le gusta tanto que se corre con el suave golpeteo del agua en la vulva y el clítoris o en los testículos.
- **Enjabonaos:** utilizad mucho jabón o gel de ducha para frotaros bien hasta que estéis calientes y tengáis la piel suave y resbaladiza.

! No intentes utilizar el jabón o el gel como lubricante porque puede causar irritación e infecciones, además de que escuece.

- **Lluvia dorada:** puede que haya gente a la que la idea de orinar sobre su pareja le parezca demasiado fuerte; no obstante, si te apetece probarlo, la ducha es el mejor lugar para hacerlo. Si es tu primera vez y no tienes muy claro si te va el rollo, el agua lo limpiará todo en un pispás. Si te gusta, apaga la ducha cuando empiece a salir el chorro, así podréis sentir la calidez de vuestra orina.

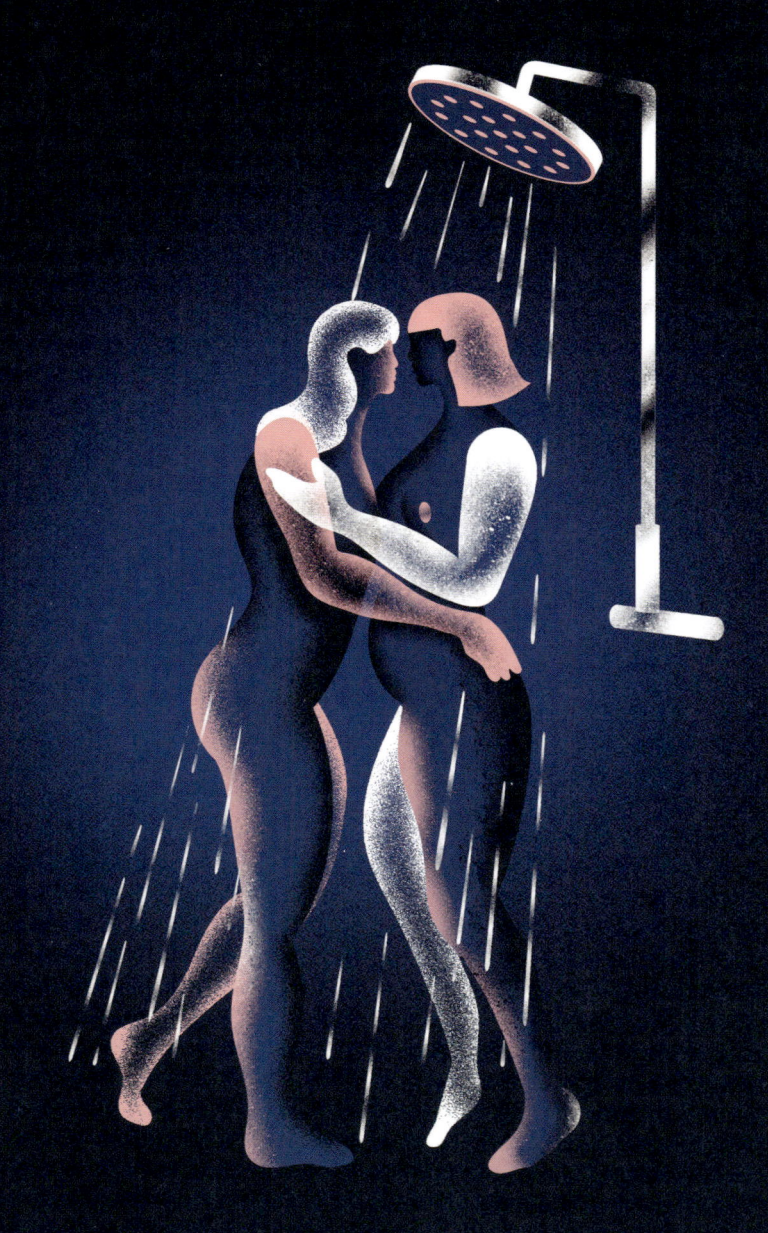

COSAS QUE PUEDES HACER
EN LA BAÑERA

- Darte un baño puede convertirse en un momento especial si lo compartes con tu pareja; bañaos por la noche, poned velas y música, echad aceites o pétalos de rosa en el agua. También puedes sorprenderla con un baño durante el día; ya veréis qué bien os sienta, sobre todo si fuera hace frío y llueve. ¡No os cortéis con la espuma!
- Dale un masaje a tu pareja debajo del agua. Empieza centrándote en las zonas de tensión que rodean el cuello y los hombros, para que se relaje por completo antes de pasar a los genitales. Utiliza los dedos para explorar con suavidad la zona pélvica de tu pareja; el masaje puede acabar convirtiéndose en masturbación, si os apetece.
- Cuando vayáis a practicar sexo, el tamaño de la bañera será el que dicte las posturas que podéis probar. Si es pequeña, podéis hacerlo sentados, mirándoos a la cara o al revés.
- Llevaos juguetes a la bañera para que sea más divertido.
- La bañera es el lugar perfecto para probar a penetrar la vagina o el ano de tu pareja con los dedos de los pies.
- Combina el baño con una sesión de belleza erótica: lávale el pelo y dale tirones si a tu pareja le va este rollo, afeitaos mutuamente o volcad toda vuestra atención en los pies.
- Aunque suene paradójico, lo cierto es que el agua reseca, así que embadurnaos bien con lubricante antes de meteros en la bañera.

A TODO GAS

Cuando las ganas aprietan y no hay tiempo para tomarse el sexo con calma (en fiestas, en el parque, en la playa), tendréis que tirar de creatividad para adoptar las posturas de penetración que más os convengan y hacerlo a un ritmo que os lleve al clímax antes de que os pillen; por supuesto, todos estos malabares forman parte de la diversión. Por ejemplo, los ángulos de penetración profunda vienen de maravilla para practicar sexo a todo gas.

POSTURAS PARA ECHAR UN POLVO RÁPIDO

- La persona que penetra se sienta (en el inodoro, en las escaleras, en una roca) y la otra se sienta a horcajadas, con los brazos alrededor del cuello de su pareja, o, si lo prefiere, del revés, dándole la espalda; esta es una postura de penetración profunda. Además, la persona que está abajo puede sujetar bien a su pareja por la cintura y empujar hacia arriba mientras la otra da botes.

- Una persona se inclina hacia delante y se apoya sobre algo (un lavabo, una silla, un banco) mientras la otra la penetra de pie y desde atrás. Cuanto más elevada esté la cadera de la persona que recibe y más arqueada tenga la espalda, más profunda será la penetración.

- En espacios reducidos, recurre a posturas en las que una persona coja a peso a la otra. Ponte de pie sobre el inodoro, delante de tu pareja, la encargada de penetrar, que también debe estar de pie. A continuación, esta debe abrazarte y cogerse de las manos a tu espalda y tú deberás subirte a ella rodeándole el cuello con los brazos. La otra persona puede apoyarse contra una pared para sujetarse mejor y poder cargar con todo tu peso o, si tiene la fuerza suficiente, ponerte a ti contra la pared y penetrarte.

HORA DE JUGAR

Cuando una persona adulta se adentra en terreno sexual inexplorado puede recurrir a la tontería desenfrenada para disimular su ávida curiosidad, una táctica estupenda para ahuyentar la amenaza de los tabúes. Asimismo, introducir juegos en tu vida sexual te permitirá darle un toque de diversión y espontaneidad a tus relaciones. Si te apetece probarlos, encontrarás cientos de versiones eróticas de juegos clásicos de cartas y de mesa; no obstante, si prefieres ideas sencillas que puedas hacer tú en casa, toma nota de lo que te proponemos a continuación.

JUEGOS DIVERTIDOS QUE PUEDES PROBAR

- **Penalizaciones:** puedes introducir penalizaciones picantonas en cualquier juego de mesa o de cartas que tengas. Para ello, prepara dos barajas: una con acciones como tocar, hacer cosquillas, besar, chupar, y otra con partes del cuerpo. La persona a la que le toque pagar prenda tendrá que realizar la acción indicada en la parte del cuerpo correspondiente.
- **Confesiones como penalización:** en este caso, las cartas de penalización incluirán frases inacabadas, como «La primera vez que toqué a una persona desnuda...», y la persona que reciba el castigo tendrá que completarlas.
- **Dardos:** escribe propuestas guarrillas en papelitos y luego clávalos en una diana. A continuación, lanzad los dardos por turnos y haced lo que os digan los papeles en los que hayáis acertado.
- **Mímica:** un equipo le da al otro el título de un libro o de una película erótica y sus componentes tendrán que interpretarlo con mímica. Los títulos inventados son igual de buenos, o mejores, que los de verdad.
- **El baile de las estatuas:** puedes optar por una versión adulta de este juego en la que os quitáis la ropa o debéis hacer favores sexuales.

LAS FANTASÍAS

LOS JUEGOS DE ROL

Es muy fácil que la presión de tener que hacerlo bien nos haga olvidar que el sexo consiste en jugar y disfrutar con la otra persona. Así que, ¿qué juegos eróticos has soñado con probar? Mucha gente tiene fantasías con sus parejas que estas nunca se habrían imaginado.

Los juegos de rol, también conocidos por la expresión en inglés *role play*, son una forma estupenda de compartir tus fantasías con otras personas. No obstante, si ves que al principio te da vergüenza contárselas a tu pareja, podéis probar interpretando una serie de roles clásicos que son divertidísimos.

- **Fiesta de disfraces:** deja volar tu imaginación; la teatralidad y el misterio cargado de erotismo de un baile de máscaras son la excusa perfecta para que nuestro *alter ego* sexual se suelte la melena.
- **Médicos y enfermeros:** probad a interpretar el papel del sexólogo o sexóloga cuyo cometido es estudiar las reacciones sexuales de su paciente de forma exhaustiva; ya sabes, todo vale...
- **Agente de aduanas y contrabandista:** este juego consiste en ponerse uniforme, efectuar un registro corporal completo, llevar bienes de contrabando e intentar sobornar a la otra persona con favores sexuales.
- **Con las manos en la masa:** crees que no hay nadie cerca y te abandonas a una sesión de placer masturbatorio, pero lo que no sabías es que hay un mirón o una mirona que se lo está pasando de miedo con cada uno de tus movimientos y a quien acabas pillando. En lugar de dejarte llevar por el enfado o la vergüenza, invitas a esta persona a la fiesta.

LAS FANTASÍAS Y LAS RELACIONES

Compartir tus fantasías —e ir alternándolas con las de tu pareja— merece muchísimo la pena, y representarlas en la vida real puede hacer que tu vida sexual despegue como un cohete. No obstante, sobre todo si te encuentras en una relación estable, debes tener cuidado a la hora de confesar aquellas que impliquen a terceras personas, ya que puede que a tu pareja no le haga tanta gracia enterarse de que fantaseas con su mejor amiga o con uno de sus progenitores. Sí, todo el mundo sabe que fantasear con alguien no implica que quieras mantener relaciones sexuales con esta persona en la vida real; con todo, ten siempre presentes las emociones de tu pareja y la forma en la que os decís las cosas.

LA CAJA
DE LOS JUGUETES

BUENAS VIBRACIONES

Por lo que sabemos, el origen de los dildos, e incluso de juguetes
dobles que podían utilizar dos mujeres a la vez, se remonta
a la Edad de Piedra.

Los primeros dildos eléctricos, o vibradores, se produjeron en Estados Unidos allá por el año 1910. Estos eran aparatos grandes y engorrosos, diseñados para tratar a las mujeres que sufrían histeria (la «enfermedad del útero»), lo que hoy en día llamaríamos frustración sexual. Sin embargo, no fue hasta la revolución feminista de los años 60 y 70 —momento en el que las mujeres pudieron hablar por fin de forma abierta del placer (¡y que las escucharan!) y del hecho de que no siempre resulta sencillo experimentar orgasmos mediante la penetración— cuando los vibradores empezaron a comercializarse como dispositivo sexual.

Hoy en día tenemos a nuestra disposición cientos de juguetes diferentes, para todos los géneros, tanto con vibración como sin ella: dildos sencillos o dobles; con o sin orejitas para estimular el punto A, el punto G o el clítoris; masajeadores, huevos, cadenas, bolas, fundas, anillos…, cualquier cosa que imagines es probable que alguien la haya hecho ya.

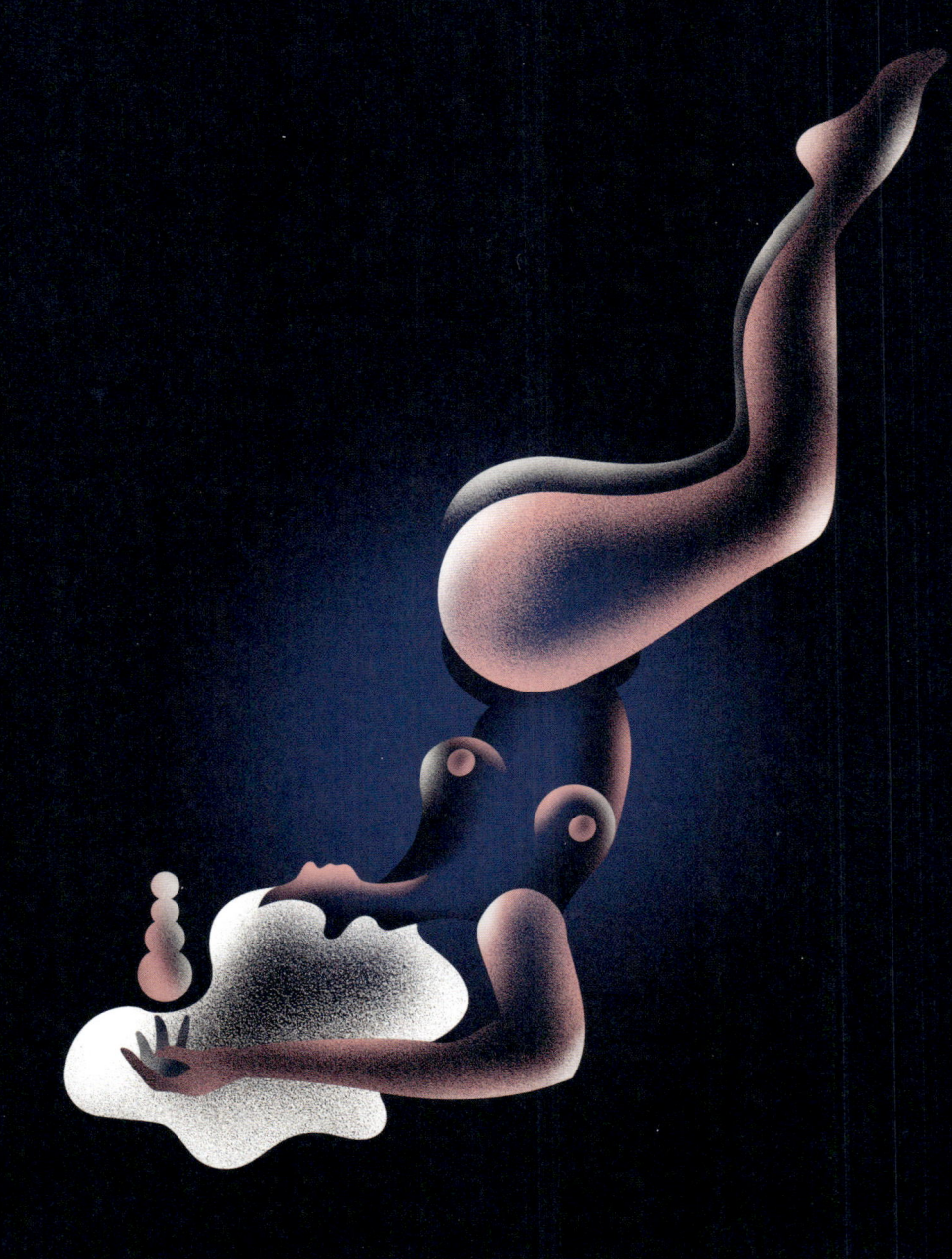

- Aunque los términos **dildo** y **vibrador** se utilicen a veces indistintamente, no son lo mismo. Por lo general, los dildos tienen forma de falo, de mano o de tentáculo, están diseñados para insertarse en el ano o en la vagina y no tienen por qué vibrar; los hay de diferentes tamaños y pueden usarse para incrementar el disfrute de todo tipo de prácticas sexuales. Además, algunos cuentan con una ventosa en la base para que puedas pegarlos a una pared o a un espejo, mientras que otros poseen dos extremos para dar placer a dos personas.

- Los **masajeadores** y los **vibradores** pueden tener forma de falo y vibran, se retuercen o rotan. Algunos están diseñados para insertarse en la vagina o en el ano, mientras que otros se utilizan de forma específica para la estimulación externa. Puedes encontrar un montón de vibradores pequeños y discretos con control remoto que son ideales para pasar un buen rato y tener las manos libres.

- Las **bolas chinas** y los **huevos** están diseñados para insertarse en la vagina. Estos productos están a caballo entre el juguete sexual y el aparato tonificador, ya que su función es «menearse» y obligar a que los músculos se contraigan para impedir que se muevan de su sitio. Pueden llevarse durante horas para fortalecer los músculos o introducirse justo antes de practicar sexo para estimular la lubricación y la circulación sanguínea.

- Las **cadenas de bolas** o **bolas tailandesas** consisten en una sarta de esferas unidas que disponen de una anilla o un mango en uno de sus extremos. Se insertan en la vagina o en el recto —despacito, para disfrutar al máximo— y luego se sacan con un movimiento rápido o lento, antes del orgasmo o durante este.

- Los *plugs* **anales** son parecidos a los dildos, pero tienen un extremo más estrecho y otro más ancho para evitar que se introduzca por completo en el recto y se pierda.

- Los **masturbadores** son aparatos en los que se introduce el pene. Su abertura está diseñada para que parezca una vagina o un ano (o un tobillo, para quienes tienen fetiches con los pies) y el interior es como un túnel blandito y con relieve para intensificar la masturbación.

- **Anillo para el pene:** se coloca en la base del falo y sirve para potenciar la erección y retrasar el clímax. Algunos tienen orejitas o salientes en la parte superior que sirven para estimular el clítoris.
- **Anillo para el pene y los testículos o anillo Blakoe:** es parecido al anterior, pero este rodea la base del pene y el escroto para proporcionar una sensación de presión. Algunos cuentan con una correa que cruza la zona de la próstata y el perineo (puede tener estrías o salientes) y que va unida a un *plug* anal para que el placer sea todavía más intenso.
- Las **fundas** se colocan sobre el pene y pueden estar cubiertas de estrías, salientes o bultitos para ofrecer una mayor estimulación durante la penetración. Además, algunas vienen con un anillo para testículos integrado.

Recomendaciones y consejos para utilizar juguetes

- Puedes familiarizarte con la técnica de masturbación de tu pareja observando cómo utiliza sus juguetes.
- Hay a quien le gusta que le metan la punta de un juguete en el ano o en la vagina durante el sexo oral, o estimularse el clítoris, los testículos o la próstata con uno cuando están sentadas a horcajadas sobre su pareja, dándoles la espalda.
- Ponle un preservativo nuevo al vibrador cada vez que lo uses, o lávalo y sécalo bien siempre antes de guardarlo.

! Los juguetes sexuales no le gustan a todo el mundo, así que no intentes obligar a nadie a que los use en contra de su voluntad.

LOS *KINKS* Y LOS FETICHES

Aunque los términos *kink* y fetiche suelan usarse indistintamente —e incluso en ocasiones se solapen—, lo cierto es que son cosas muy distintas. Kelsey Borresen, periodista del *HuffPost*, los definió de maravilla: «Todos los fetiches son *kinks*, pero no todos los *kinks* son fetiches».

La palabra *kink* se utiliza para definir un interés, una preferencia o una fantasía sexual alternativos o poco comunes; no obstante, a medida que se va hablando más de sexo y este se va viendo como algo más positivo, cada vez resulta más complicado trazar una línea entre lo que es habitual o no y lo que se considera experimentar y tener una actitud atrevida. Por lo tanto, prácticas como los azotes, tirar del pelo, los juegos de respiración o los de rol se consideran, por lo general, *kinks*.

Por otro lado, los fetiches son objetos o actos que están intrínsecamente vinculados a la gratificación sexual de una persona o que son fundamentales para que esta obtenga placer. Por lo tanto, si los azotes o los tirones de pelo son esenciales para que esa persona se sienta satisfecha en todas y cada una de sus prácticas sexuales, no se considerarían *kinks*, sino fetiches.

Por lo general, los fetiches consisten en una parte del cuerpo o un objeto que no es evidentemente sexual. El fetichismo de pies es uno de los más conocidos, pero hay gente que los tiene con las narices, los tobillos, las cosquillas, la grava o vestirse de peluche.

UN ESPACIO SEGURO

A día de hoy, los *kinks* y los fetiches siguen sin estar demasiado bien vistos —ya sea de forma consciente o involuntaria—, y estas concepciones negativas pueden ser las culpables de que nos dé miedo explorar los nuestros. Con todo, si te encuentras en un espacio seguro y con alguien en quien confíes, puede ser una experiencia muy satisfactoria.

Aunque es probable que a otras personas no les pongan nada tus *kinks*, no deberías sentir vergüenza ni miedo por compartirlos. Como siempre, la comunicación y la confianza son esenciales: habladlo primero y, si todas las partes tenéis curiosidad por probar algo, comentad de qué formas estaríais dispuestas a ponerlo en práctica. Si a alguien no le va el rollo, respétalo y busca otras maneras de disfrutar del sexo.

Por otra parte, si lo que quieres es negociar fetiches, es posible que esta tarea te resulte más complicada, sea cual sea el tipo de relación que tengas. Si tu pareja no comparte lo que sientes, el hecho de aceptar que nunca va a ser capaz de satisfacerte por completo probablemente suponga un golpe duro para ella. De igual forma, puede que a ti te cueste sobremanera arriesgarte a compartir algo tan personal.

Las comunidades *kink* y fetichistas son abiertas, acogedoras y comprensivas con sus miembros a más no poder, así que te animamos a que te informes y que hables con otras personas que compartan tus necesidades o deseos.

OTRAS IDEAS

- Por muy básico que pueda sonar, **lee historias en las que aparezcan prácticas sexuales poco convencionales**. *Cincuenta sombras de Grey*, de E. L. James, acercó los *kinks* al público general, pero la literatura erótica es un género amplísimo donde encontrarás un montón de obras con las que inspirarte y excitarte.

- ¿Alguna vez te han entrado ganas de **arrancarle** literalmente la ropa a tu pareja? Guardad prendas viejas para ponerlo en práctica.

- La **pintura corporal** puede servirte de máscara para desinhibirte y ponerte a tono a la hora de practicar sexo. Puedes convertir esta actividad en algo erótico o puedes disfrutarla sin más, ya que embellecer el cuerpo de tu pareja es una forma de dedicarle toda tu atención, además de ser un pasatiempo entretenidísimo.

- El término **lencería** ha dejado de ser una palabra para referirnos exclusivamente a ligueros, medias y bragas, y se ha convertido en un comodín para denominar toda ropa interior que nos resulte erótica. Atrévete con prendas sexis de red, de cota de malla, de cuero, látex o encaje. También puedes disfrazarte para explorar tus fantasías; piensa en los bailes de máscaras o del Moulin Rouge.

- Pon en práctica las técnicas de **control del orgasmo** para provocar y excitar a tu pareja.

- Si usas un **columpio** le darás un nuevo ritmo a tus relaciones y disfrutarás de esa sensación increíble de flotar en el aire; instálate uno en el dormitorio. Lo más importante de todo es que sea capaz de aguantar tu peso y el de tu pareja, así como de soportar el impulso que podáis tomar cuando juguéis con él, por lo que tendrás que fijarlo a una viga o a un punto bien resistente.

- Mirad vídeos porno para poneros a tono antes de empezar o mientras os lo montáis, ya que puede daros nuevas ideas y técnicas que probar.

LLEVAR EL SEXO AL LÍMITE Y LOS PELIGROS DE LOS EXTREMOS

Se consideran actos sexuales extremos, también conocidos por la expresión inglesa *edge play*, todas aquellas prácticas que entrañen un peligro considerable y que, en su mayoría, se encuadran en el ámbito del BDSM. El objetivo de estas actividades es llevar el sexo al límite e ir más allá, por lo que las personas que las practican pueden llegar a exponerse cada vez más al riesgo de sufrir daños físicos, psicológicos o ambos (e incluso mortales).

El *edge play* pone a prueba los límites del consentimiento y, por lo tanto, los dos requisitos imprescindibles son acceder voluntariamente a actividades no consensuadas y conocer a la perfección los riesgos que conllevan. La gente que participa en estas prácticas es consciente de la infinidad de riesgos que entrañan y dan su consentimiento a actividades que pueden hacerlos realidad.

Entre las formas más habituales de *edge play* físico se encuentran la estimulación con electricidad (también conocida como *electrosex*), los juegos de control de la respiración (la asfixia erótica) y las inserciones extremas. Con todo, en este ámbito también se encuadran prácticas con un punto nihilista, como exponerse de forma consciente o voluntaria a infecciones o enfermedades al mantener relaciones sexuales con varias personas o al entrar en contacto con su sangre después de provocarse cortes y heridas.

El *edge play* es la forma más extrema de practicar sexo y es tal la experiencia que exige, y tantos sus matices, que nos negamos a recomendarlo en este libro. No obstante, nos viene muy bien para explicar lo importantes que son los límites y la seguridad antes de meternos en harina con el tema del BDSM, ya que incluso las prácticas que parecen menos extremas pueden entrañar riesgos físicos, emocionales y psicológicos.

Es posible adaptar la mayoría de actividades de este tipo en función del nivel de riesgo que se prefiera, de modo que una misma práctica puede ser más o menos segura o llegar a resultar extremadamente peligrosa.

- El *bondage* puede ser relativamente seguro si utilizas cinta para inmovilizar durante períodos cortos de tiempo, pero muy peligroso si se deja a la persona colgada de cuerdas un rato largo.
- Verter cera fundida sobre el cuerpo de una persona puede ser bastante inocuo, aunque también puede ocasionar quemaduras lo suficientemente graves como para necesitar atención médica o incluso causar ceguera permanente.
- «Estrangular» a una persona puede resultar más o menos seguro si la mano rodea la garganta con suavidad, pero muy peligroso si se aprieta fuerte y se impide la entrada de aire.
- En principio, el sexo en grupo con personas desconocidas suele ser bastante seguro si se usa protección; de no ser así, los participantes corren el riesgo de contraer enfermedades que pueden llegar a poner en peligro su vida.
- ! Antes de participar en cualquier acto que tenga relación con el BDSM, te recomendamos que valores los riesgos, marques tus límites y no hagas nada a menos que tengas la total seguridad de que la otra persona los va a respetar. Si vas a practicarlos en solitario, asegúrate de que puedes solicitar asistencia médica en caso de que sea necesario.

EL BDSM

Hace no mucho, se solía denominar BDSM a cualquier práctica que no se considerase normativa y, en especial, que no encajase en los estándares heteronormativos. Sin embargo, hoy en día este término se aplica a toda actividad que subvierta las dinámicas de poder en un contexto sexual. Mucha gente disfruta de *kinks* y emplea técnicas que en otra época se habrían considerado BDSM, pero que ahora ya no vemos como tal.

A grandes rasgos, las siglas BDSM significan lo siguiente:

- BD: *bondage* y disciplina.
- DS: dominación y sumisión.
- SM: sadismo y masoquismo.

El BDSM engloba infinidad de prácticas, juegos y fetiches con *kinks* de diferentes tipos y niveles de dolor muy variados. Lo único que tienen en común es que todos los actos deben ser siempre, y sin ninguna excepción, consensuados; si no hay consentimiento, se considera abuso.

La disciplina, la humillación y la degradación en el sexo

Hay gente a la que le gusta poner en práctica *kinks* como la disciplina, la humillación y la degradación en sus relaciones sexuales. Si te apetece explorar estos conceptos, infórmate bien primero y valora con calma si crees que encajarían contigo. Las prácticas de degradación y humillación exigen mucha más confianza que otras versiones de la dinámica de sumisión/dominación, y pueden dejarte en una situación de vulnerabilidad total, con lo que el riesgo de que te hagan daño es mayor.

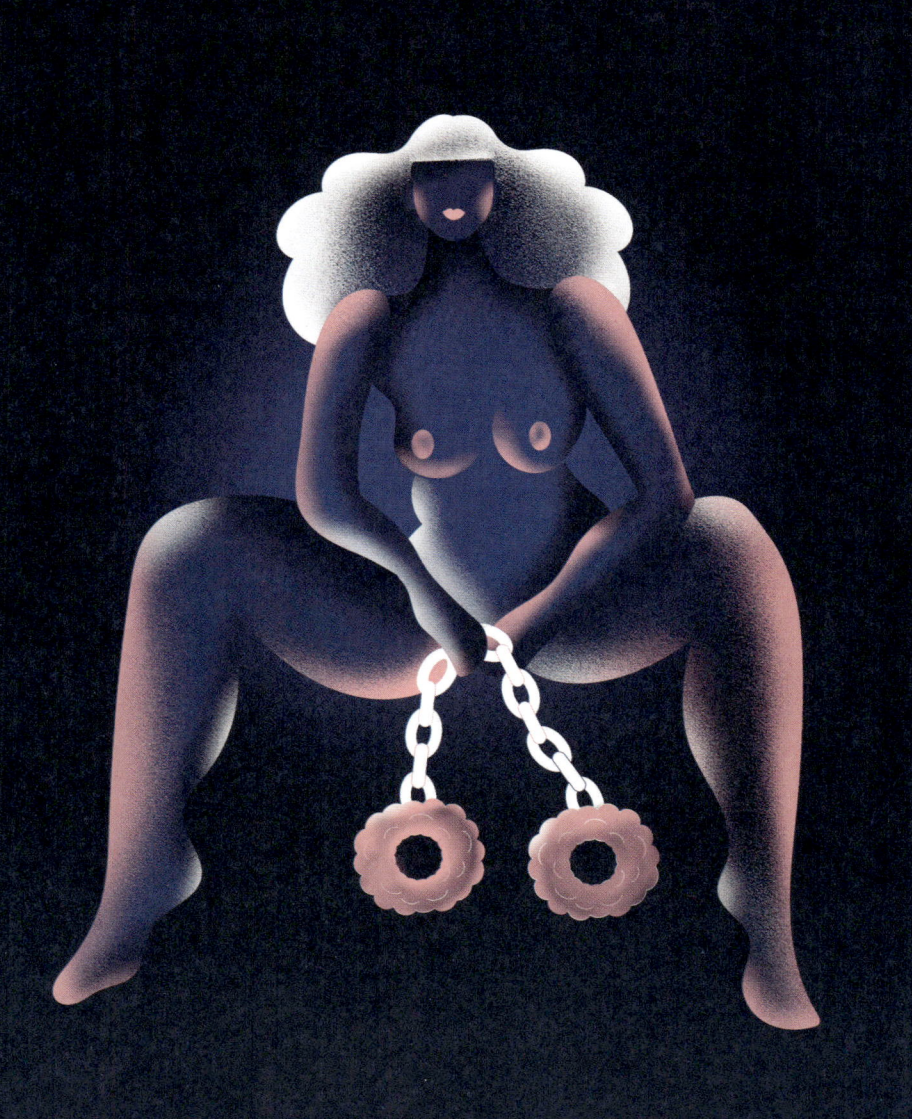

LA SUMISIÓN Y LA DOMINACIÓN

Por lo general, a casi todo el mundo le atrae la idea de que
una de las personas de la relación se encuentre a merced
absoluta de la otra. En estos casos, la persona dominante
debe contener físicamente a la sumisa de alguna forma;
asimismo, la parte pasiva abandona toda responsabilidad
y se le «permite» disfrutar de todo lo que ocurre de manera
egoísta, mientras que la activa toma el control total
y adopta un papel que también proporciona placer,
si bien de un tipo diferente.

Las fantasías de dominación y sumisión niegan la idea de que el
acto sexual sea una interacción entre dos personas adultas e iguales y, al basarse en dos roles opuestos y bien diferenciados, las exi-
men de todas las responsabilidades nacidas de la confianza. Representar estas fantasías puede ser un ejercicio muy positivo para
aquellas parejas que no gozan de demasiada intimidad, dado que el
subidón que supone reconocer las diferentes necesidades de cada
persona puede, paradójicamente, unirlas más.

Es probable que la idea de practicar *bondage* o dinámicas de sumisión
y dominación les resulte extraña a algunas personas, tal vez incluso
les dé miedo; sin embargo, otras lo ven como una forma inofensiva
y estimulante de explorar ciertos sentimientos que se nos niegan
en el día a día.

Asimismo, desempeñar un rol sumiso (*sub*) o dominante (*dom*) al
practicar sexo puede incrementar el placer que sientes, hacer que
tus fantasías se hagan realidad y sacar a la luz ciertas facetas que no
podrías mostrar en ningún otro contexto. Con todo, para introducir dinámicas de poder en tus relaciones sexuales es esencial el
respeto mutuo, la confianza y marcar muy bien los límites.

¿Que qué aportan este tipo de prácticas a la persona dominante? Pues la libertad de hacer lo que le apetezca y de que le hagan lo que más le guste. Por otro lado, la parte sumisa se beneficia de poder dejar de lado todas las responsabilidades que tengan que ver con el acto sexual y explorar aspectos de su sexualidad que de otra forma le daría vergüenza o reparo probar. Asimismo, es un ejercicio liberador, ya que hace que la presión de tener que dar la talla y hacerlo bien desaparezca por completo.

- Si no sabéis muy bien por dónde empezar, podéis probar con solo tres minutos de dinámicas de dominación y sumisión en los que la parte sumisa sirva de muñeca sexual de la dominante.
- Otra opción es darle a tu pareja el mando de un vibrador con control remoto.

SIN PRESIÓN

Como siempre ocurre, la comunicación es esencial, así que asegúrate de que os entendéis y de que queréis lo mismo. Si una de las partes ya tiene experiencia con las prácticas fetichistas, pero la otra no lo tiene claro, tal vez resulte de ayuda asegurarle que no resulta imprescindible para disfrutar del sexo, sino que es una manera de hacer la experiencia más placentera. Mentalízate para el rechazo: acéptalo y respétalo.

Respeta las reglas

- Discute y planifica siempre en detalle lo que vas a hacer y cuánto va a durar.
- No hagas nada si has bebido o consumido drogas.
- No adoptes bajo ninguna circunstancia una actitud agresiva o que exprese enfado, ni busques provocar esa reacción en la otra persona.

EL *BONDAGE*

El *bondage* es el primer paso para adentrarse en el mundo de la dominación y la sumisión. Si nunca lo has probado —o si las cuerdas y las cadenas te parecen demasiado— puedes atarle las muñecas a tu pareja, sin apretar mucho, con medias o bufandas, con los brazos estirados sobre la cabeza; una vez que lo hayas dominado, puedes pasar a amarrarle las manos detrás de la espalda.

Otra posibilidad es adquirir un kit para principiantes, ya que muchos de ellos vienen con cinta adhesiva especial para *bondage*, una alternativa a las sogas y a las cuerdas que no daña la piel.

ANTES DE ATAR A TU PAREJA

! No ates a nadie en contra de su voluntad.

! Cuando atas a una persona, la dejas en una posición muy vulnerable: pregúntale qué tal se encuentra con frecuencia para asegurarte de que está cómoda, tanto a nivel emocional como físico.

! Utiliza ataduras seguras. No emplees nada que pueda cortar la respiración o la circulación ni hagas nudos corredizos porque cuanto más tiras de ellos, más aprietan. Asegúrate siempre de que puedes introducir dos dedos entre la piel de tu pareja y la cuerda; si no es el caso, es que está muy ajustada.

! No dejes a la persona sola después de haberla atado.

! Acordad una palabra de seguridad antes de empezar (que no sea «no») y pon fin al juego en cuanto la oigas. Estas contraseñas no implican que la práctica entrañe peligro en sí, sino que más bien se utilizan para darles a las personas participantes la tranquilidad de saber que pueden parar en cualquier momento sin que sus palabras se malinterpreten. De igual manera, estableced unos límites claros y no tengáis miedo de poner reglas como nada de sexo anal o de azotes.

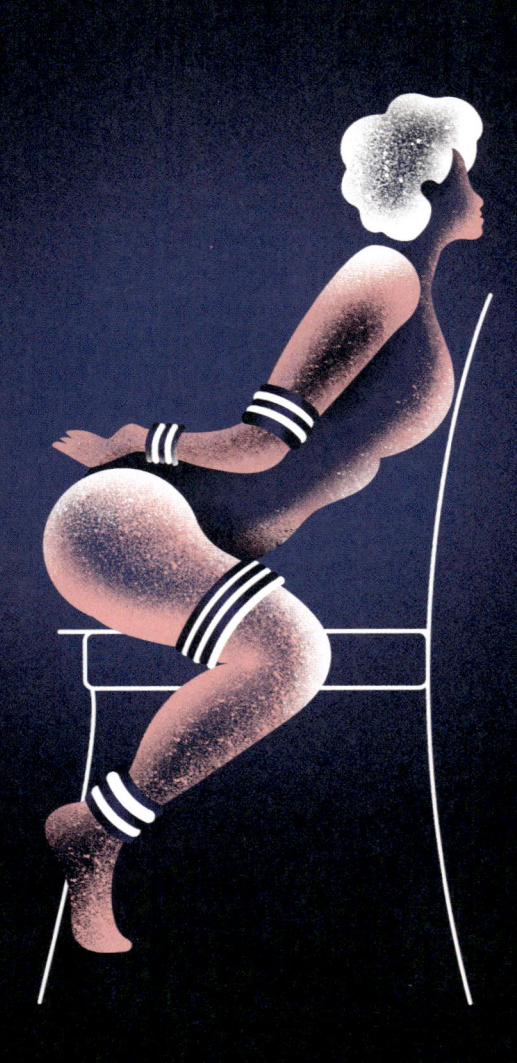

Cómo atar a tu pareja

- **En una silla:** sienta a tu pareja en una silla, con el culo lo más cerca posible del borde y las piernas abiertas. A continuación, átale el tobillo izquierdo a la pata izquierda de la silla y haz lo mismo con el derecho. Ponle las manos detrás de la espalda y átale las muñecas; cuando hayas terminado, amárrale las manos al respaldo de la silla. Si lo prefieres, puedes decirle que se siente a horcajadas del revés, con el culo hacia afuera, los brazos atados al respaldo y los tobillos a las patas.

- **De pies y manos:** esta técnica se recomienda a personas sumisas que tengan flexibilidad en el cuerpo y en la espalda. Tumba a tu pareja boca abajo, con las piernas abiertas. Levántale los tobillos hasta que estén por encima del nivel de las nalgas y átaselos. Júntale las muñecas sobre la espalda baja, hacia las nalgas, y átaselas. Por último, une con una cuerda las muñecas y los tobillos atados.

- **La rana:** esta técnica es solo para aquellas personas que tengan flexibilidad en las caderas y en las piernas. Tumba a tu pareja de espaldas con las piernas abiertas y las rodillas dobladas. Pasa la cuerda alrededor del muslo izquierdo, luego de la pantorrilla izquierda y, por último, ata el uno a la otra; haz lo mismo con la pierna derecha.

PLACER Y DOLOR

El placer y el dolor se superponen con frecuencia, ya que ambas sensaciones estimulan la amígdala, la parte del cerebro asociada a la recompensa.

EL SEXO CON IMPACTO

Azotar, abofetear, fustigar y flagelar son algunos ejemplos de prácticas sexuales con impacto, o *impact play*, como se conocen en inglés. Este tipo de actos provocan una excitación increíble y pueden hacer que los orgasmos sean más intensos.

- Da unos azotes breves y fuertes en las nalgas, con la mano o con una pala. Haz una pausa entre cada golpe, hasta que a tu pareja le empiece a cosquillear o escocer la zona, e incrementa la intensidad y la frecuencia.
- Golpéale las mamas y el pecho con bofetadas breves y fuertes, de lado a lado, de forma que roces el pezón.
- Dale capirotazos en el clítoris o en los pezones con un dedo o con dos, rápido y fuerte. Si bien este gesto es ya de por sí disfrutable, también puede servir de entrenamiento para cuando recibas azotes y latigazos.
- Si eres principiante, los golpes con el flagelo, *flogger* en inglés, son más recomendables que los que se asestan con un látigo o una fusta. Un flagelo está compuesto por varias cuerdas y no suele hacer tanto daño; eso sí, mejor elige uno que sea suave, sin tachones o extremos anudados. Asimismo, evita golpear en zonas como los hombros, los pechos, la parte inferior de las piernas y los genitales. Empieza por la espalda o las nalgas y da golpes precisos y muy suaves, haciendo una pausa de entre tres y siete segundos después de cada uno. Intenta que las puntas del azote no golpeen de refilón zonas más sensibles: si descargas el impacto en la parte superior de la espalda, que los cordones no peguen en las costillas. Una vez que hayas perfeccionado el arte del flagelo y tu pareja lo consienta, pasa a otras zonas del cuerpo.

SEXO ATREVIDO VS.
SEXO CON DINÁMICAS DE PODER

No hace falta incluir dinámicas de dominación y sumisión o elementos sadomasoquistas para jugar con el placer y el dolor; la experiencia puede ser igual de estimulante si se incorporan estas prácticas a unas relaciones en igualdad de condiciones, pero con un puntito atrevido.

JUEGOS CON LA TEMPERATURA

Este tipo de prácticas, también conocidas como *temperature play* en inglés, consisten en juegos sensuales en los que se estimula a la otra persona con temperaturas extremas. Hay a quien le gusta el calor, quien prefiere el frío y a quien le encanta ir alternando entre uno y otro.

Frío

- Métete un cubito de hielo en la boca antes de jugar con los pezones de tu pareja o de practicar sexo oral; puedes acariciar la piel de la otra persona con los labios y la lengua fríos o pasarle el hielo por encima con suavidad. Ponle el cubito sobre el pubis o el pecho y deja que se derrita y se vaya deslizando por su cuerpo.
- Llena un preservativo de agua y congélalo. Cuando se haya solidificado, puedes utilizarlo como dildo o masajeador.

! No te olvides de pasar los cubitos y los dildos de hielo por debajo de un chorro de agua fría antes de hacer nada para que no se queden pegados o quemen la piel.

Calor

- Coged una vela y dejad que la cera derretida gotee y chorree sobre vuestros cuerpos. Hay ciertas velas que se convierten en aceite para masaje al deshacerse y otras se vuelven a endurecer sobre la piel; a algunas personas les da placer que les arranquen la cera del cuerpo.

- Empieza poco a poco y céntrate en la espalda, baja por los brazos y luego pasa a las nalgas o a los muslos. Si dejas que la cera gotee despacio y sin parar, incrementarás la excitación de la otra persona; por otro lado, si viertes un chorro corto y repentino, le provocarás una explosión de placer.
- Utiliza una vela que no sea perjudicial para la piel y evita siempre el contacto con los ojos, los genitales y con heridas abiertas. Deja que la cera gotee o chorree despacito y desde cierta altura para no quemar a la otra persona; te recomendamos que mantengas una distancia de unos cuarenta centímetros. Si utilizas una vela para masajes, ten en cuenta que los aceites naturales que desprende deteriorarán los condones, así que lavaos las manos y el cuerpo a conciencia antes de manipular el preservativo.

JUEGOS DE RESPIRACIÓN

Los juegos de respiración (o asfixia erótica), también conocidos como *breath play* en inglés, consisten en reducir el aire que respira una persona para incrementar la excitación sexual. Hay gente a la que le encanta esa sensación de mareo que provoca la asfixia y ese subidón que sienten cuando el oxígeno regresa de repente. No obstante, como estas prácticas son de por sí peligrosas —y con frecuencia mortales—, no queremos entrar en ellas.

SEGURIDAD

Hay una diferencia evidente entre el dolor no deseado y el placentero: que a alguien le apetezca probar el sexo duro o la dominación no implica que esté dando carta blanca a otra persona para que dé rienda suelta a su crueldad. Si se van a adoptar roles de sumisión y dominación, la persona dominante tiene la responsabilidad de garantizar la seguridad de la sumisa, así como de asegurarse de que está cómoda y de que disfruta en todo momento. Si no hay placer, solo dolor, para de inmediato.

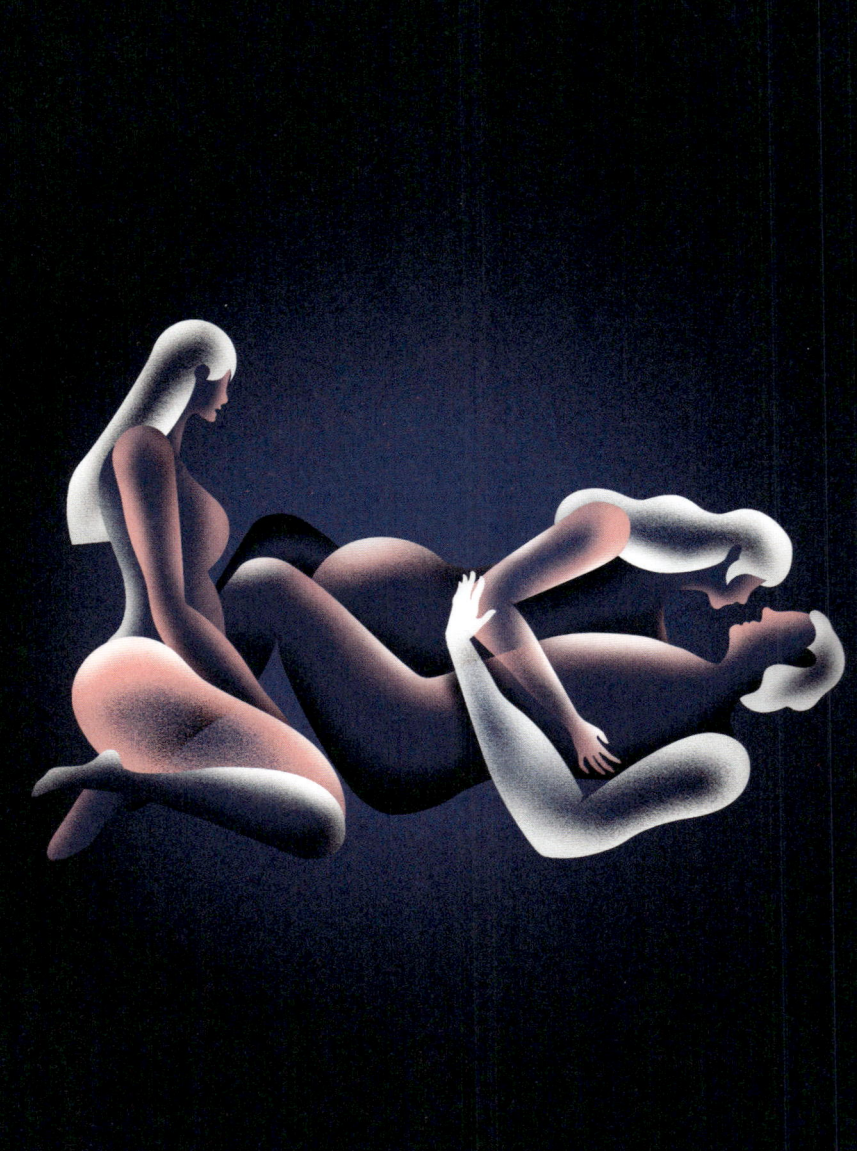

EL SEXO EN GRUPO

Aunque el sexo en grupo es una fantasía de lo más común, lo cierto es que se pone en práctica con mucha menos frecuencia que otras. Esto ocurre en parte porque las relaciones sexuales en grupo son un tabú antiquísimo del que hasta hace relativamente poco no se hablaba nunca, salvo en ciertos documentales de tono humillante; en parte porque es un tema que puede resultar complicado sacarle a tu pareja, en especial si tienes una relación seria, y en parte porque puede exponer a la persona a un montón de peligros y riesgos.

Son muchas las razones por las que el sexo en grupo nos llama la atención. La primera es la evidente: si te rodeas de más gente, las posibilidades de excitación y de estimulación se incrementan de forma exponencial, ya que son más bocas y más manos las que te tocan, hay más orificios que explorar y más que observar, oler, degustar y oír. Hay quien afirma que este contexto le brinda la oportunidad de ser libres de verdad, mientras que otras personas consideran que tener una relación estable —o mantener relaciones con una única pareja— puede limitarlas a la hora de explorar el terreno de lo sexual. Por lo tanto, el anonimato —o ese punto de desapego emocional— les permite deshacerse de esos reparos y así sentirse menos cohibidas a la hora de satisfacer sus necesidades y deseos propios.

MIRAR

Estar presente en una sesión de sexo en grupo no significa practicar sexo con nadie, sino que puedes tomártelo como la ocasión perfecta para dar rienda suelta a tu faceta más exhibicionista o disfrutar de la experiencia de observar al resto. Ser testigo de cómo otras personas mantienen relaciones íntimas en un contexto real puede ser una experiencia conmovedora y erótica que no tiene nada que ver con el porno o con el sexo profesional de las salas de espectáculos eróticos.

- Si decides invitar a una o varias personas a una sesión de sexo en grupo por primera vez, es probable que tú o una de ellas se sienta incómoda, sobre todo si es la primera experiencia conjunta de todas las participantes.

- Si decides probar el sexo en grupo porque lo has visto en el porno, consulta la sección del libro que le dedicamos a este tipo de vídeos porque en la vida real la experiencia suele ser totalmente distinta de lo que vemos en pantalla (como ocurre con la mayoría de prácticas sexuales). Lo normal es que haya más maniobras incómodas para cambiar de postura y más momentos de esos que pueden dar un poco de vergüenza. Habladlo bien y echaos unas risas.

- Los tríos pueden ser más complicados de negociar si se trata de principiantes o de grupos nuevos, ya que es muy fácil que una de las personas acabe «sujetando la vela». Asegúrate de no dejar a nadie de lado.

EVENTOS, CLUBS Y FIESTAS

Cada vez se organizan más eventos y veladas eróticas que se adaptan a todo tipo de gustos y que dan prioridad a la seguridad de sus participantes. Infórmate bien y consulta las normas del evento: los mejores espectáculos las publicitan de forma clara, así que no te fíes demasiado de los que no lo hacen.

Por lo general, asistir a un evento suele ser el camino más sencillo para adentrarse en el mundo del sexo en grupo. Lo más probable es que te dé vergüenza, que te cueste o que te metas en líos si invitas a una de vuestras amistades o a una persona conocida a mantener relaciones en grupo; además, si no sabes muy bien cómo va a afectar a la relación, asistir a una velada erótica en la que se garantiza el anonimato y en la que no tendrás que practicar sexo con nadie más te ayudará a aplacar esas preocupaciones.

LOS GRUPOS Y LAS RELACIONES

Hubo un tiempo en el que el intercambio de pareja, o *swinging* en inglés, se conocía como «cambio de esposa», un término muy problemático a la par que tóxico. No obstante, hemos avanzado mucho desde entonces y ahora esta es una práctica en la que participan parejas de cualquier género y en la que todas las personas se tratan como iguales.

Algunas parejas prueban el sexo en grupo a fin de darle más vidilla a la relación y de experimentar con placeres y *kinks* que de otra forma tal vez no hubieran podido compartir o poner en práctica.

Si tienes una relación, practicar sexo en grupo puede incrementar la atracción y el aprecio que sientes por tu pareja, además de potenciar el placer mutuo. Como siempre, te recomendamos que hables primero con la otra persona para que valoréis lo que buscáis, lo que esperáis ganar con ello y lo que os gustaría probar. Además, el simple hecho de analizar las posibilidades que os ofrece este tipo de sexo es una forma magnífica de excitaros antes de que os animéis a probarlo.

Asimismo, para practicar sexo en grupo es fundamental el respeto y la confianza mutua, y es recomendable que ambos miembros de la pareja convengan sus límites físicos y emocionales con antelación. En el caso de las relaciones estables, es habitual marcar líneas en lo que a «intimidad» respecta, como nada de besos, nada de arrumacos o nada de alejarse del grupo para buscar privacidad.

! El sexo en grupo no es para todo el mundo y raras veces es una buena solución para los problemas de pareja ocasionados por los celos, la traición, la infelicidad o la insatisfacción.

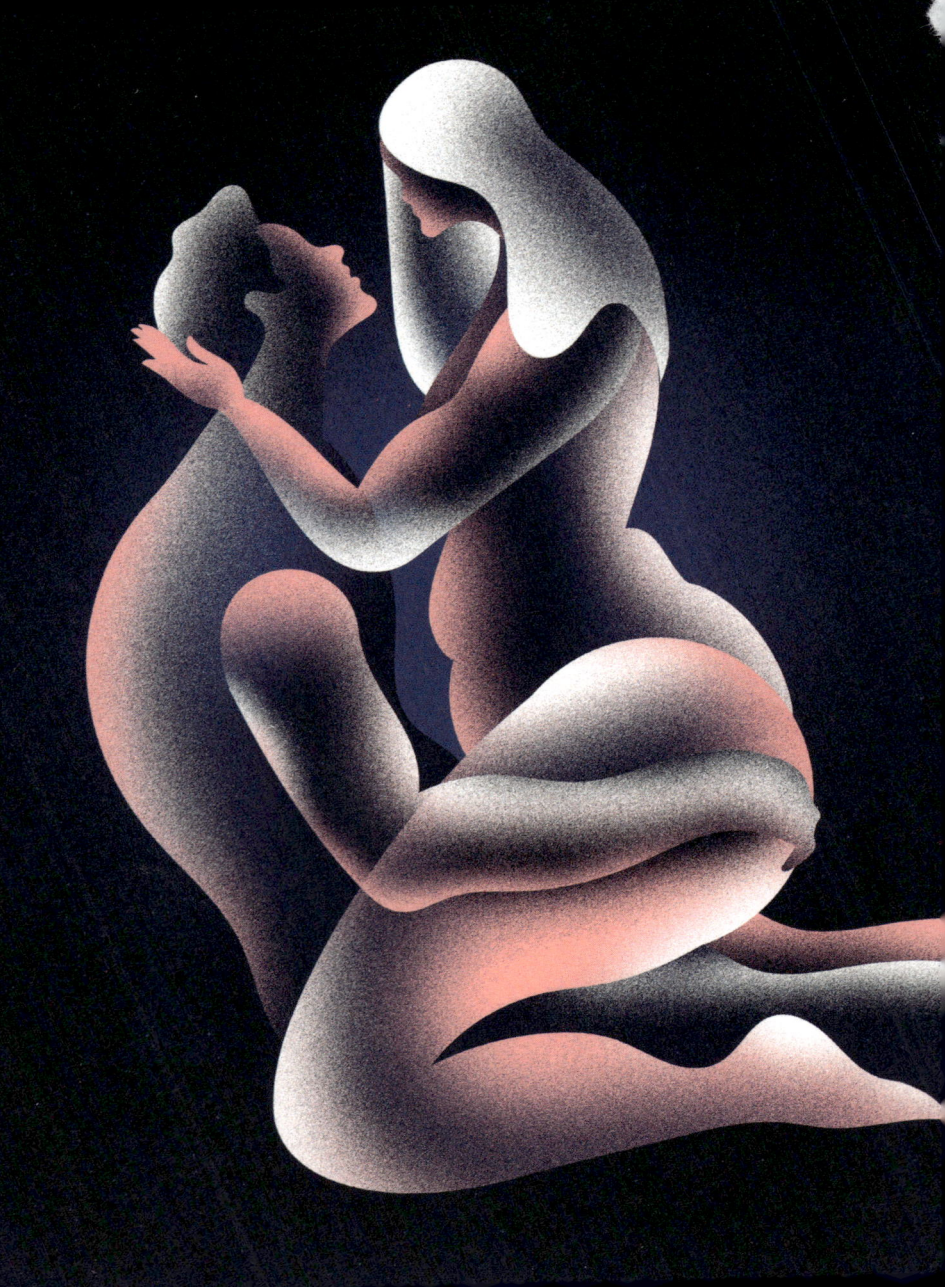